Paleo Uživanje
Okusni Jedilniki za Zdrav Življenjski Slog

Luka Zorman

Vsebino

Mišični zrezki na žaru s sesekljano korenino 9
Azijska govedina in zelenjava 11
Cedrovi zrezki z azijsko slato in zeljno solato 13
Pečeni zrezki s tremi konicami s cvetačo in feferonato 16
Zrezki na žaru al poivre z gobovo dijonsko omako 18
zrezek 18
potapljanje 18
Zrezki na žaru s karamelizirano čebulo in salso solato 21
zrezek 21
solata s prelivom 21
karamelizirana čebula 22
Rebula na žaru s fino čebulo in česnovim maslom 24
Rebrna solata z rdečo peso na žaru 26
Kratka rebra v korejskem slogu s pečenim ingverjevim zeljem 28
Zarebrnice z gremolato citrusov koromača 31
rebra 31
pečena buča 31
zmečkan 31
Goveje polpete na švedski način z gorčico, solato iz kumar in kopra 34
kumarična solata 34
empanade z mesom 34
Rostbif burgerji na rukoli s pečeno korenino 38
Goveji burgerji na žaru s paradižniki v sezamovi skorjici 41
Burger na palčki s pomako baba ghanoush 44
dimljene polnjene paprike 46
Bison burger s cabernet čebulo in rukolo 48
Bizonski kruh in jagnjetina na smogu ter sladki krompir 51
Bizonove polpete z jabolčno omako in rdečim ribezom ter papardelle iz bučk 54
cmoki 54
Omaka iz jabolk in ribeza 54

bučke papardelle 55
Bizon in bolonjski jurček s popečenimi česnovimi bučkami špageti 57
Bison con carne čili 60
Maroško začinjeni bizonovi zrezki z limonami na žaru 62
Nariban file bizona s provansalskimi zelišči 63
Kavno dušena bizonova kratka rebra z gremolato mandarine in pirejem iz korenine zelene 65
marinado 65
enolončnica 65
goveja kostna juha 68
Narezano tunizijsko svinjsko pleče, začinjeno s pikantnim sladkim krompirjem 70
Svinjina 70
Pomfri 70
Kubansko svinjsko pleče na žaru 73
Italijanska naribana svinjska pečenka z začimbami in zelenjavo 76
Svinjski file v počasni pečici 78
Bučna in svinjska enolončnica, začinjena s kumino 81
Meso polnjeno s sadjem z žgano omako 83
Pečeno meso 83
omaka iz žganja 83
Svinjska pečenka Porchetta 86
Dušen svinjski file s tomatillom 88
Svinjski file, polnjen z marelicami 90
Svinjski file v zeliščni skorjici s hrustljavim česnovim oljem 92
Indijska začinjena svinjina s kokosovim kruhom 94
Svinjski Scaloppini z začinjenimi jabolki in kostanji 95
Pražena svinjska fajita 98
Svinjski hrbet s portovcem in slivami 100
Svinjina v slogu Moo Shu v solatnih skledah s hitro vloženo zelenjavo 102
vložena zelenjava 102
Svinjina 102
Svinjski kotleti z makadamijo, žajbljem, figami in pirejem iz sladkega krompirja 104
Pečeni svinjski kotleti z rožmarinom in sivko s praženim grozdjem in orehi 106
Fiorentina svinjski kotleti z brokolijem na žaru 108
Prekajena otroška hrbtna rebrca z jabolčno in gorčično mop omako 110

rebra 110
potapljanje 110
V pečici pečena svinjska rebra s svežo ananasovo solato 113
Pikanten svinjski golaž 115
golaž 115
zelje 115
Mesne kroglice italijanske klobase Marinara s sesekljanim koromačem in ocvrto
   čebulo 117
cmoki 117
Mornar 117
Bučkini čolnički, polnjeni s svinjino z baziliko in pinjolami 120
Lupine svinjskih rezancev z ananasovim karijem s kokosovim mlekom in zelišči 122
Začinjen svinjski hrbet na žaru s pikantno kumarično solato 124
Pica z bučkino skorjico s pestom iz suhih paradižnikov, papriko in italijansko
   klobaso 126
Cilantro z limono Dimljena jagnječja stegna s šparglji na žaru 129
lonec jagnjetine 131
Dušena jagnjetina z rezanci korenine zelene 134
Francoski jagnječji kotleti z granatnim jabolkom in datljevim čatnijem 136
čatni 136
jagnječje zarebrnice 136
Chimichurri jagnječji kotleti s solato iz dušenega radiča 138
Jagnječji kotleti z žajbljem in korenčkom ter tatarsko omako iz sladkega krompirja
   140
Jagnječji kotleti s šalotko, meto in origanom 142
jagnjetina 142
solata 142
Vrtni polnjeni jagnječji burgerji s kulijem iz rdeče paprike 144
rdeča paprika coulis 144
Državljani 144
Jagnječja nabodala z dvojnim origanom in tzatziki omako 147
jagnječja nabodala 147
tzatziki omako 147
Ocvrt piščanec z žafranom in limono 149
Ocvrt piščanec s solato jicama 151
PIŠČANEC 151

zeljna solata ... 151
Ocvrte piščančje krače z vodko, korenjem in kečapom ... 154
Piščančji Rôtis in Rutabaga krompirček ... 156
Coq au trojno gobje vino s pirejem rutabaga z drobnjakom ... 158
Peach Brandy glazirane noge ... 161
Glazura breskovega žganja ... 161
Čili mariniran piščanec z melono in mangovo solato ... 163
PIŠČANEC ... 163
solata ... 163
Piščančja bedra v slogu tandoori z raito iz kumar ... 166
PIŠČANEC ... 166
Kumara Raita ... 166
Curry piščančja enolončnica s korenino, šparglji in zelenim jabolkom ter metino omako ... 168
Piščančja paillardova solata na žaru z malinami, peso in popečenimi mandlji ... 170
Piščančje prsi polnjene z brokolijem Rabe s svežo paradižnikovo omako in cezarjevo solato ... 173
Piščančji zavitki shawarma na žaru z začinjeno zelenjavo in prelivom iz pinjol ... 175
Pečene piščančje prsi z gobami, cvetačo s česnovim pirejem in ocvrtimi šparglji . 177
Piščančja juha na tajski način ... 179
Pečen piščanec z limoninim žabljem in escarole ... 181
Piščanec z drobnjakom, vodno krešo in redkvicami ... 184
Piščančja tikka masala ... 186
Ras el Hanout piščančja bedra ... 189
Piščančja bedra v marinadi iz karambolov na kuhani špinači ... 192
Piščančji Poblano Tacos z zeljem in Chipotle Mayo ... 194
Piščančja enolončnica s korenjem in bok choy ... 196
Ocvrt piščanec z indijskimi oreščki in papriko v solatnem ovoju ... 198
Vietnamski piščanec z limonsko travo in kokosom ... 200
Solata endivije z jabolki in piščancem na žaru ... 203
Toskanska piščančja juha z zeljnimi trakovi ... 205
piščančja maščoba ... 207
Piščančji burger z omako iz indijskih oreščkov Szechwan ... 209
Szechwan omaka iz indijskih oreščkov ... 209
Turški piščančji zavitki ... 211

Španske kokoši Cornish 213

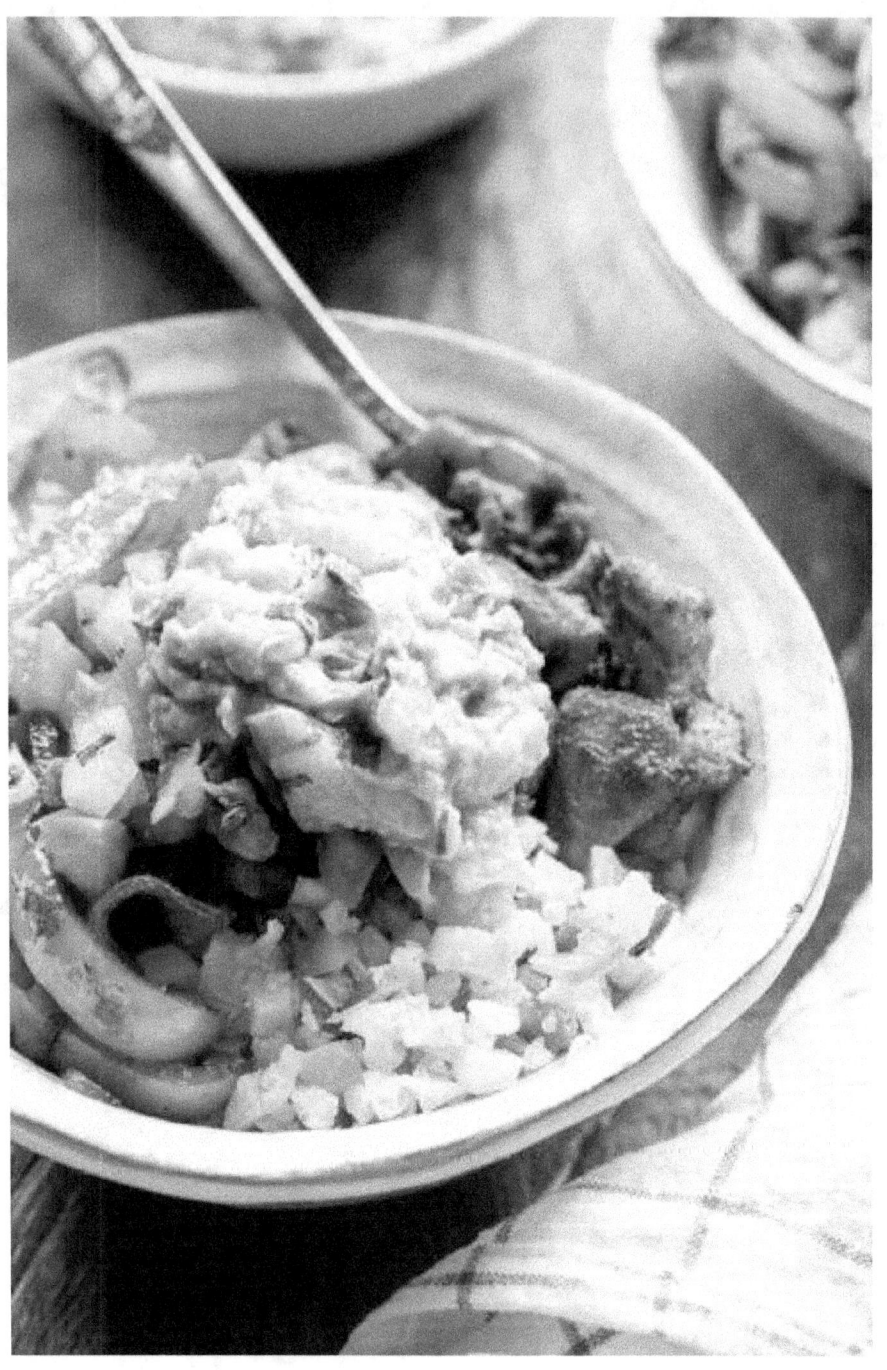

MIŠIČNI ZREZKI NA ŽARU S SESEKLJANO KORENINO

PRIPRAVA:20 minut počitka: 20 minut žara: 10 minut počitka: 5 minut izkoristek: 4 porcije

MIŠIČNI ZREZKI IMAJO ZELO NEŽNO TEKSTURO,IN MAJHNA ČRTA MAŠČOBE NA ENI STRANI ZREZKA POSTANE HRUSTLJAVA IN DIMLJENA NA ŽARU. MOJE RAZMIŠLJANJE O ŽIVALSKI MAŠČOBI SE JE OD MOJE PRVE KNJIGE SPREMENILO. UPOŠTEVANJE OSNOVNIH NAČEL PALEO DIETE IN OHRANJANJE NASIČENIH MAŠČOB NA 10 DO 15 ODSTOTKOV DNEVNIH KALORIJ NE POVEČA TVEGANJA ZA BOLEZNI SRCA; PRAVZAPRAV JE LAHKO RAVNO NASPROTNO. NOVE INFORMACIJE KAŽEJO, DA LAHKO ZVIŠANJE HOLESTEROLA LDL DEJANSKO ZMANJŠA SISTEMSKO VNETJE, KI JE DEJAVNIK TVEGANJA ZA BOLEZNI SRCA.

- 3 žlice ekstra deviškega oljčnega olja
- 2 žlici sveže naribanega hrena
- 1 čajna žlička drobno sesekljane pomarančne lupine
- ½ čajne žličke mlete kumine
- ½ čajne žličke črnega popra
- 4 hrbetni zrezki (imenovani tudi ledja), narezani približno 1 cm debelo
- 2 srednje velika pastinaka, olupljena
- 1 velik sladki krompir, olupljen
- 1 srednje velika repa, olupljena
- 1 ali 2 šalotki, drobno sesekljani
- 2 stroka česna, sesekljana
- 1 žlica sveže sesekljanega timijana

1. V majhni skledi zmešajte 1 žlico olja, hren, pomarančno lupinico, kumino in ¼ čajne žličke popra. Zmes

namažemo po zrezkih; pokrijte in pustite na sobni temperaturi 15 minut.

2. Medtem pastinak, sladki krompir in repo za kašo naribajte s strgalnikom ali kuhinjskim robotom z rezilom za sekljanje. V veliko skledo dajte sesekljano zelenjavo; Dodamo šalotko(e). V majhni skledi zmešajte preostali 2 žlici olja, ¼ čajne žličke popra, česen in timijan. potresemo po zelenjavi; premešajte, da se dobro premeša. Prepognite 36 × 18-palčni kos močne aluminijaste folije na pol, da ustvarite 18 × 18-palčni dvojni list. Na sredino aluminijaste folije položite zelenjavno mešanico. Nasprotne robove folije položimo in zalepimo z dvojnim pregibom. Preostale robove zavihajte, da popolnoma zajamejo zelenjavo in pustite prostor za paro.

3. Za žar na oglje ali plin položite zrezke in pakete folije neposredno na rešetko za pečenje na srednje močnem ognju. Zrezke pokrijte in pecite 10 do 12 minut na srednji (145 °F) ali 12 do 15 minut na srednji (160 °F). Na polovici kuhanja enkrat obrnite. Zavojček pecite na žaru 10 do 15 minut oziroma dokler se zelenjava ne zmehča. Fileje pustimo počivati 5 minut, medtem ko se zelenjava skuha. Zelenjavni hašiš razdelite na štiri servirne krožnike; Po vrhu z zrezki.

AZIJSKA GOVEDINA IN ZELENJAVA

PRIPRAVA:Kuhajte 30 minut: Pripravite 15 minut: 4 porcije

FIVE SPICE POWDER JE ZAČIMBNA MEŠANICA BREZ SOLIPOGOSTO UPORABLJA V KITAJSKI KUHINJI. NAREJEN JE IZ ENAKIH DELOV MLETEGA CIMETA, NAGELJNOVIH ŽBIC, SEMEN KOMARČKA, ZVEZDASTEGA JANEŽA IN SEČUANSKEGA POPRA.

- 1½ kg govejega fileja brez kosti ali okroglega zrezka, narezanega na 1 palec debelo
- 1½ čajne žličke petih začimb v prahu
- 3 žlice rafiniranega kokosovega olja
- 1 manjša rdeča čebula, narezana na tanke rezine
- 1 majhen šopek špargljev (približno 12 unč), obrezan in narezan na 3-palčne kose
- 1½ skodelice oranžnega in/ali rumenega korenja, narezanega na julienne
- 4 stroki česna, sesekljani
- 1 čajna žlička drobno sesekljane pomarančne lupine
- ¼ skodelice svežega pomarančnega soka
- ¼ skodelice juhe iz govejih kosti (glej<u>Recept</u>) ali goveja juha brez dodane soli
- ¼ skodelice belega kisa
- ¼ do ½ čajne žličke mlete rdeče paprike
- 8 skodelic grobo narezanega zelja Napa
- ½ skodelice narezanih neslanih mandljev ali grobo sesekljanih neslanih indijskih oreščkov, opečenih (glejte Nasvet na strani 57)

1. Meso po želji delno zamrznemo za lažje rezanje (približno 20 minut). Goveje meso narežemo na zelo tanke rezine. V veliki skledi zmešajte goveje meso in pet začimb v prahu. V velikem voku ali zelo veliki ponvi segrejte 1 žlico kokosovega olja na srednje močnem ognju. Dodajte polovico govejega mesa; kuhajte in mešajte 3 do 5 minut ali dokler ne porjavi. Meso položite v skledo. Ponovite s preostalim mesom in še eno žlico olja. Meso dodamo v skledo k drugemu kuhanemu mesu.

2. V isti vok dodajte preostalo žlico olja. dodajte čebulo; zavremo in mešamo 3 minute. Dodamo šparglje in korenje; kuhajte in mešajte 2 do 3 minute ali dokler zelenjava ni hrustljava in mehka. Dodajte česen; kuhamo in mešamo še 1 minuto.

3. Za omako v majhni skledi zmešajte pomarančno lupinico, pomarančni sok, juho iz govejih kosti, kis in zdrobljeno rdečo papriko. Zelenjavi v voku dodamo omako in vse meso s sokovi v skledi. Kuhajte in mešajte 1-2 minuti ali dokler se ne segreje. Z žlico z režami dodajte govejo zelenjavo v veliko skledo. Pokrijte, da ostane toplo.

4. Omako kuhajte nepokrito na srednje močnem ognju 2 minuti. Dodajte zelje; kuhamo in mešamo 1-2 minuti oziroma dokler se zelje ne zmehča. Ohrovt in morebitne sokove pri kuhanju razdelite na štiri servirne krožnike. Enakomerno pokrijte z mesno mešanico. Potresemo z oreščki.

CEDROVI ZREZKI Z AZIJSKO SLATO IN ZELJNO SOLATO

MEHČANJE: 1 ura Priprava: 40 minut Žar: 13 minut Stojenje: 10 minut Izkoristek: 4 porcije.

NAPA ZELJE SE VČASIH IMENUJE KITAJSKO ZELJE. IMA ČUDOVITE KREMNE LISTE S SVETLO RUMENO-ZELENIMI KONICAMI. IMA NEŽEN, BLAG OKUS IN TEKSTURO, ZELO DRUGAČEN OD VOSKASTIH LISTOV OKROGLEGA ZELJA IN, KAR NI PRESENETLJIVO, NARAVEN V AZIJSKIH JEDEH.

1 velika cedrova deska
¼ unče posušenih gob šitake
¼ skodelice orehovega olja
2 žlički svežega mletega ingverja
2 čajni žlički mlete rdeče paprike
1 čajna žlička zdrobljenega sečuanskega popra
¼ čajne žličke petih začimb v prahu
4 stroki česna, sesekljani
4 4- do 5-unčni zrezki govejega fileja, narezani na ¾ do 1 palca debelo
Solata iz azijskega zelja (glej Recept, nižje)

1. Žar ploščo postavite v vodo; obtežimo in namakamo vsaj 1 uro.

2. Medtem za azijski namaz v manjši posodi prelijemo posušene gobe šitake z vrelo vodo. Pustite 20 minut, da se rehidrira. Gobe odcedimo in damo v kuhinjski robot. Dodajte orehovo olje, ingver, zdrobljeno rdečo papriko, sečuanski poper, pet začimb v prahu in česen. Pokrijte

in kuhajte, dokler gobe ne razpadejo in se sestavine povežejo. dati na stran.

3. Žar ploščo odcedite. Za žar na oglje postavite srednje vroče oglje po obodu žara. Ploščo postavite neposredno nad premog na rešetki za kuhanje. Pokrijte in pecite na žaru 3 do 5 minut ali dokler ne začne pokati in se kaditi. Zrezke položite neposredno na oglje na rešetki za pečenje. Pražimo 3 do 4 minute oziroma do zlato rjave barve. Zrezke preložimo na mizo s popečeno stranjo navzgor. Krožnik postavite na sredino žara. Med zrezke namažite azijski slather. Pokrijte in pecite 10 do 12 minut ali dokler termometer s takojšnjim odčitavanjem, vstavljen vodoravno v zrezke, ne pokaže 130 °F. (Za plinski žar predgrejte brojler. Zmanjšajte toploto na srednje nizko. Odcejen krožnik položite na brojler. pečen; pokrijte in pecite na žaru 3 do 5 minut ali dokler rešetka ne začne prasketati in se kaditi. Zrezke pecite 3 do 4 minute ali dokler se ne strdijo na rešetko. Zrezke položite na desko s popečeno stranjo navzdol navzgor. Set za žare za indirektno peko Nanje položite pekač na majhnem ognju Razporedite po zrezkih Pokrijte in pecite na žaru 10 do 12 minut ali dokler termometer s takojšnjim odčitavanjem, vstavljen vodoravno v zrezke, ne pokaže 130 °F Položite zrezke na mizo s popečeno stranjo navzgor Set za žar za indirektno peko Postavite pekač na neogret ogenj Razporedite zrezke Pokrijte in pecite na žaru 10 do 12 minut ali dokler termometer s takojšnjim odčitavanjem, vstavljen vodoravno v zrezke, ne pokaže 130 °F. Zrezke položite na mizo s popečeno stranjo navzgor. Žar set za indirektno kuhanje. Pekač postavimo na majhen ogenj. Namažemo po zrezkih.

Pokrijte in pecite 10 do 12 minut ali dokler termometer s takojšnjim odčitavanjem, vstavljen vodoravno v zrezke, ne pokaže 130 °F.

4. Zrezke vzamemo z žara. Zrezke ohlapno pokrijte z aluminijasto folijo; Pustite 10 minut. Zrezke narežite na ¼ palca debele rezine. Zrezek postrezite čez zeljno solato.

Azijska ohrovtova solata: V veliko skledo na tanke rezine narežite 1 srednje veliko napa zelje. 1 skodelica drobno narezanega rdečega zelja; 2 korenčka, olupljena in narezana na julien; 1 rdeča ali rumena paprika, brez koščic in narezana na zelo tanke rezine; 4 drobnjak, narezan na tanke rezine; 1 do 2 papriki serrano, brez semen in sesekljani (glejte nasvet); 2 žlici sesekljanega koriandra; in 2 žlici sesekljane mete. Za preliv v kuhinjskem robotu ali mešalniku zmešajte 3 žlice svežega limoninega soka, 1 žlico sveže naribanega ingverja, 1 strok česna in ⅛ čajne žličke petih začimb v prahu. Pokrijte in mešajte do gladkega. Med delovanjem procesorja postopoma dodajte ½ skodelice orehovega olja in mešajte, dokler ni gladka. Prelivu dodajte 1 na tanke rezine narezano mlado čebulo. Potresemo po zeljni solati in premešamo.

PECENI ZREZKI S TREMI KONICAMI S CVETACO IN FEFERONATO

PRIPRAVA:Kuhajte 25 minut: Pripravite 25 minut: 2 obroka

PEPERONATA JE TRADICIONALNO POČASI PRAŽEN RAGUPAPRIKA S ČEBULO, ČESNOM IN ZELIŠČI. TA NA HITRO PEČENA RAZLIČICA, KI JE BOGATEJŠA S CVETAČO, SLUŽI KOT ZAČIMBA IN PRILOGA.

- 2 zrezka s tremi konicami od 4 do 6 unč, narezana na ¾ do 1 palca debelo
- ¾ čajne žličke črnega popra
- 2 žlici ekstra deviškega oljčnega olja
- 2 rdeči in/ali rumeni papriki, brez semen in narezani
- 1 šalotka, narezana na tanke rezine
- 1 čajna žlička sredozemskih začimb (glej Recept)
- 2 skodelici majhnih cvetov cvetače
- 2 žlici balzamičnega kisa
- 2 žlički sveže sesekljanega timijana

1. Fileje osušite s papirnatimi brisačkami. Fileje potresemo z ¼ čajne žličke črnega popra. V veliki ponvi segrejte 1 žlico olja na srednje močnem ognju. Dodajte zrezke v ponev; Ogenj zmanjšajte na srednje. Zrezke pečemo 6 do 9 minut za srednje pečene (145 °F), občasno jih obrnemo. (Če se meso prehitro zapeče, zmanjšajte ogenj.) Fileje odstranite iz ponve. Ohlapno pokrijte z aluminijasto folijo, da ostane toplo.

2. Za feferonato v ponev dodajte preostalo žlico olja. Dodamo papriko in šalotko. Potresemo z

mediteranskimi začimbami. Na srednjem ognju kuhajte približno 5 minut oziroma dokler se paprika ne zmehča, občasno premešajte. Dodajte cvetačo, balzamični kis, timijan in preostalo ½ čajne žličke črnega popra. Pokrijte in kuhajte 10 do 15 minut ali dokler se cvetača ne zmehča, občasno premešajte. Fileje vrnemo v ponev. Zrezke prelijemo s feferonato. Postrezite takoj.

ZREZKI NA ŽARU AL POIVRE Z GOBOVO DIJONSKO OMAKO

PRIPRAVA: Kuhajte 15 minut: pripravite 20 minut: 4 porcije

TA FRANCOSKI ZREZEK Z GOBOVO OMAKONA MIZI JE LAHKO V NEKAJ VEČ KOT 30 MINUTAH, ZARADI ČESAR JE ODLIČNA MOŽNOST ZA HITRO VEČERJO MED TEDNOM.

ZREZEK
- 3 žlice ekstra deviškega oljčnega olja
- 1 kilogram majhnih špargljev, narezanih
- 4 6-unčni železni zrezki (brez kosti);
- 2 žlici sveže sesekljanega rožmarina
- 1½ žličke mletega črnega popra

POTAPLJANJE
- 8 unč narezanih svežih gob
- 2 stroka česna, sesekljana
- ½ skodelice juhe iz govejih kosti (glej Recept)
- ¼ skodelice suhega belega vina
- 1 žlica dijonske gorčice (glej Recept)

1. V veliki ponvi segrejte 1 žlico olja na srednje močnem ognju. Dodamo šparglje; Kuhajte 8 do 10 minut ali dokler ne postanejo hrustljavi, občasno obračajte rezine, da se ne zažgejo. dajte šparglje na krožnik; Pokrijte z aluminijasto folijo, da ostane toplo.

2. Zrezke potresemo z rožmarinom in poprom; zdrgnite s prsti. V isti ponvi na srednje močnem ognju segrejte preostali 2 žlici olja. Dodamo zrezke; Ogenj zmanjšajte na srednje. Kuhajte na zmernem ognju (145 °F) 8 do 12

minut, meso občasno obrnite. (Če se meso prehitro zapeče, zmanjšajte ogenj.) Odstranite meso iz ponve in prihranite kaplje. Zrezke ohlapno pokrijte z aluminijasto folijo, da ostanejo topli.

3. Za omako na maščobo v ponvi dodamo gobe in česen. kuhamo do mehkega in občasno premešamo. Dodamo osnovo, vino in gorčico po dijonsko. Kuhajte na srednje močnem ognju in postrgajte vse zapečene koščke z dna ponve. zavrite; Pustimo vreti še 1 minuto.

4. Šparglje razdelite na štiri krožnike. vrh z zrezki; Zrezke prelijemo z omako.

*Opomba: Če ne najdete 6-unčnih ploščatih zrezkov, kupite dva 8- do 12-unčna zrezka in ju prerežite na pol, da dobite štiri zrezke.

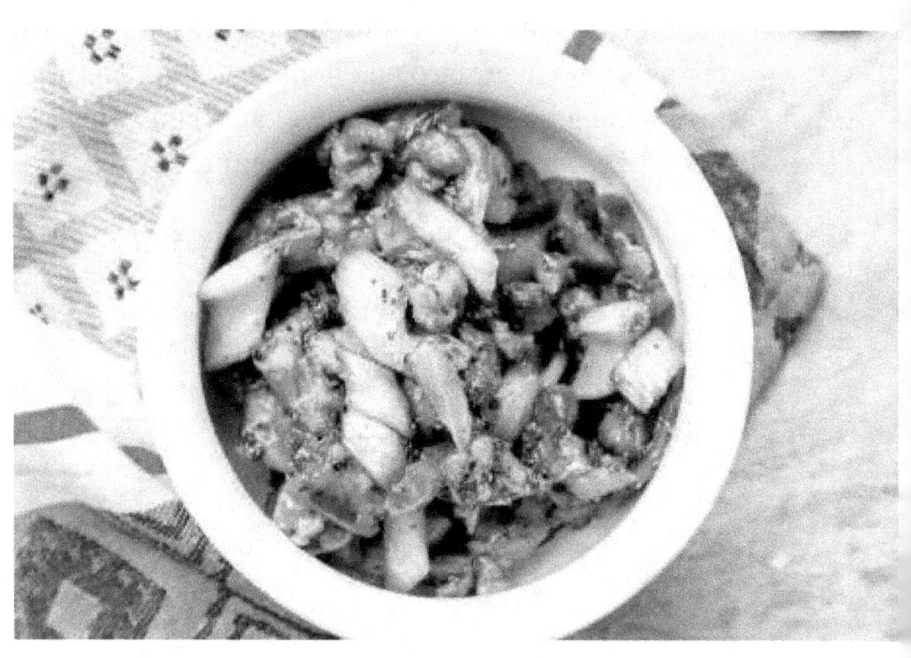

ZREZKI NA ŽARU S KARAMELIZIRANO ČEBULO IN SALSO SOLATO

PRIPRAVA: Marinirajte 30 minut: Pecite 2 uri: Ohladite 20 minut: Pecite 20 minut: Pripravite 45 minut: 4 porcije

FLAT IRON STEAK JE RAZMEROMA NOV. KROJ JE BIL RAZVIT ŠELE PRED NEKAJ LETI. IZREZAN IZ OKUSNEGA DELA VAMPA BLIZU LOPATICE, JE PRESENETLJIVO NEŽEN IN PO OKUSU VELIKO DRAŽJI OD NJEGA, KAR JE VERJETNO ODGOVORNO ZA NJEGOV HITER PORAST PRILJUBLJENOSTI.

ZREZEK
- ⅓ skodelice svežega limoninega soka
- ¼ skodelice ekstra deviškega oljčnega olja
- ¼ skodelice grobo sesekljanega cilantra
- 5 strokov česna, sesekljan
- 4 6-unčni ploščati železni zrezki (brez kosti v plečetu)

SOLATA S PRELIVOM
- 1 (angleška) kumara brez pečk (po želji olupljena), narezana na kocke
- 1 skodelica grozdnih paradižnikov, narezanih na četrtine
- ½ skodelice sesekljane rdeče čebule
- ½ skodelice grobo sesekljanega cilantra
- 1 poblano čili, brez semen in narezan na kocke (glejte <u>nasvet</u>)
- 1 jalapeno, brez semen in sesekljan (glejte <u>nasvet</u>)
- 3 žlice svežega limoninega soka
- 2 žlici ekstra deviškega oljčnega olja

KARAMELIZIRANA ČEBULA

2 žlici ekstra deviškega oljčnega olja

2 veliki sladki čebuli (kot so Maui, Vidalia, Texas Sweet ali Walla Walla)

½ čajne žličke mletega chipotle čilija

1. Zrezek položite v plastično vrečko, ki jo je mogoče ponovno zapreti, v plitvo posodo. dati na stran. V majhni skledi zmešajte limonin sok, olje, koriander in česen. Prelijemo po filejih v vrečki. tesnilna vrečka; obrnite na pokrov. Marinirajte v hladilniku 2 uri.

2. Za solato v veliki skledi zmešajte kumare, paradižnik, čebulo, koriander, poblano papriko in jalapeño. Meti, da se ujemajo. V majhni skledi zmešajte limonin sok in olivno olje, da naredite preliv. preliv po zelenjavi; premešajte, da prekrijete. Pokrijte in ohladite, dokler niste pripravljeni za serviranje.

3. Za čebulo segrejte pečico na 400°F. Notranjost nizozemske pečice premažite z malo olivnega olja. dati na stran. Čebulo po dolžini prerežite na pol, odstranite lupino in jo prečno narežite na ¼-palčne rezine. V nizozemski pečici premešajte preostalo oljčno olje, čebulo in poper. Pokrijte in pecite 20 minut. Pokrijte in pustite, da se ohladi približno 20 minut.

4. Hladno čebulo položite v vrečko iz folije ali zavijte v dvojno folijo. Vrh folije na več mestih prebodemo z nabodalom.

5. Za žar na oglje položite srednje vroče oglje po obodu žara. Preverite srednjo temperaturo nad sredino žara. Paket postavite na sredino žara. Pokrijte in pecite na žaru

približno 45 minut ali dokler čebula ni mehka in jantarne barve. (Za plinski žar predhodno segrejte žar. Zmanjšajte toploto na srednje nizko. Nastavite za indirektno kuhanje. Paket postavite na ugasnjen gorilnik. Pokrijte tudi žar, kot je navedeno.)

6. Zrezke vzamemo iz marinade; Zavrzite marinado. Za žar na oglje ali plin položite zrezke neposredno na rešetko za peko na srednje močnem ognju. Pokrijte in pecite 8 do 10 minut ali dokler termometer s takojšnjim odčitavanjem, vstavljen vodoravno v zrezke, ne pokaže 135 °F in enkrat obrnite. Fileje razporedimo po krožniku, pokrijemo z aluminijasto folijo in pustimo počivati 10 minut.

7. Za serviranje razdelite solatni preliv na štiri servirne krožnike. Na vsak krožnik položite zrezek in ga potresite z veliko karamelizirane čebule. Postrezite takoj.

Navodila za pripravo: Salsa solato lahko naredite in pustite v hladilniku do 4 ure pred serviranjem.

REBULA NA ŽARU S FINO ČEBULO IN ČESNOVIM MASLOM

PRIPRAVA:Kuhajte 10 minut: ohladite 12 minut: pecite na žaru 30 minut: pripravite 11 minut: 4 porcije

TOPLOTA PEČENEGA ZREZKA SE STOPIMOLEKULE KARAMELIZIRANE ČEBULE, ČESNA IN ZELIŠČ, SUSPENDIRANE V AROMATIČNI MEŠANICI KOKOSOVEGA IN OLJČNEGA OLJA.

- 2 žlici nerafiniranega kokosovega olja
- 1 majhna čebula, prepolovljena in narezana na zelo tanke rezine (približno ¾ skodelice)
- 1 strok česna, zelo tanko narezan
- 2 žlici ekstra deviškega oljčnega olja
- 1 žlica sesekljanega svežega peteršilja
- 2 žlički sveže sesekljanega timijana, rožmarina in/ali origana
- 4 8- do 10-unčni zrezki, narezani na 1 cm debelo
- ½ čajne žličke sveže mletega črnega popra

1. V srednje veliki ponvi na majhnem ognju stopite kokosovo olje. dodajte čebulo; Med občasnim mešanjem jih kuhajte 10 do 15 minut oziroma dokler ne postanejo rahlo zlate barve. Dodajte česen; Med občasnim mešanjem kuhajte še 2-3 minute oziroma dokler čebula ne postane zlato rjave barve.

2. Mešanico čebule dajte v majhno skledo. Dodamo oljčno olje, peteršilj in timijan. Ohladite nepokrito v hladilniku 30 minut ali dokler se zmes ne strdi toliko, da ob serviranju nastane kupček, občasno premešajte.

3. Medtem fileje potresemo s poprom. Za žar na oglje ali plin položite zrezke neposredno na rešetko za peko na srednje močnem ognju. Pokrijte in pecite 11 do 15 minut na srednjem žaru (145 °F) ali 14 do 18 minut na srednjem žaru (160 °F). Na polovici kuhanja enkrat obrnite.

4. Za serviranje vsak zrezek položite na servirni krožnik. Zmes čebule takoj enakomerno razporedite po zrezkih.

REBRNA SOLATA Z RDEČO PESO NA ŽARU

PRIPRAVA: 20 minut Žar: 55 minut Počitek: 5 minut Izkoristek: 4 porcije

ZEMELJSKI OKUS PESE SE LEPO ZLIJES SLADKOSTJO POMARANČ IN POPEČENIH OREHOV OREHOV DODAJTE MALO HRUSTLJAVOSTI TEJ GLAVNI SOLATI, POPOLNI ZA OBEDOVANJE NA PROSTEM V TOPLI POLETNI NOČI.

- 1 kilogram rdeče in/ali srednje zlate rdeče pese, oprane, obrezane in narezane
- 1 majhna čebula, narezana na tanke rezine
- 2 vejici svežega timijana
- 1 žlica ekstra deviškega oljčnega olja
- Črni poper
- 2 goveja zrezka brez kosti po 8 unč, narezana na ¾ palca debelo
- 2 stroka česna, prerezana na pol
- 2 žlici sredozemskih začimb (glej<u>Recept</u>)
- 6 skodelic mešane zelenjave
- 2 pomaranči, olupljeni, narezani in grobo sesekljani
- ½ skodelice sesekljanih pekanov, opečenih (glej<u>nasvet</u>)
- ½ skodelice vinaigrette iz svetlih citrusov (glej<u>Recept</u>)

1. Rdečo peso, čebulo in vejice timijana položite v pekač iz folije. Pokapljamo z oljem in premešamo; rahlo potresemo z mletim črnim poprom. Za žar na oglje ali plin postavite ponev na sredino rešetke. Pokrijte in pražite 55 do 60 minut ali dokler se ne zmehča, ko ga prebodete z nožem, občasno premešajte.

2. Medtem obe strani filejev natremo s sesekljanimi česnovimi stebli. Potresemo z mediteranskimi začimbami.

3. Odstranite peso s sredine žara, da naredite prostor za zrezek. Dodajte zrezke na žar neposredno na srednji vročini. Pokrijte in pecite 11 do 15 minut na srednjem žaru (145 °F) ali 14 do 18 minut na srednjem žaru (160 °F). Na polovici kuhanja enkrat obrnite. Odstranite pladenj s folijo in zrezke z žara. Fileje pustimo počivati 5 minut. Iz aluminijaste posode zavrzite vejice timijana.

4. Zrezek diagonalno narežemo na grižljaj velike kose. Zelenjavo razdelite na štiri servirne krožnike. Po vrhu potresemo narezan zrezek, peso, rezine čebule, sesekljane pomaranče in orehe. Pokapljajte s svetlim vinom iz citrusov.

KRATKA REBRA V KOREJSKEM SLOGU S PEČENIM INGVERJEVIM ZELJEM

PRIPRAVA:Kuhajte 50 minut: Pecite 25 minut: Ohladite 10 ur: Čez noč Dobitek: 4 porcije

PREVERITE, ALI JE POKROV VAŠE NIZOZEMSKE PEČICESE ZELO DOBRO PRILEGA, DA TEKOČINA ZA KUHANJE MED DOLGIM VRENJEM NE IZHLAPI SKOZI REŽO MED POKROVOM IN LONCEM.

- 1 unča posušenih gob šitake
- 1½ skodelice sesekljanega drobnjaka
- 1 azijska hruška, olupljena, stržena in narezana
- 1 3-palčni kos svežega ingverja, olupljen in narezan
- 1 serrano paprika, drobno sesekljana (po želji brez semen) (glejte nasvet)
- 5 strokov česna
- 1 žlica rafiniranega kokosovega olja
- 5 kg reber s kostmi, s kostmi
- sveže mlet črni poper
- 4 skodelice juhe iz govejih kosti (glej Recept) ali goveja juha brez dodane soli
- 2 skodelici narezanih svežih gob šitake
- 1 žlica drobno sesekljane pomarančne lupine
- ⅓ skodelice svežega soka
- Dušeno zelje z ingverjem (glej Recept, nižje)
- drobno naribana pomarančna lupinica (po želji)

1. Pečico segrejte na 325°F. V manjšo skledo dajte posušene gobe šitake; dodajte toliko vrele vode, da pokrije.

Pustite stati 30 minut ali dokler ni rehidrirana in gladka. Odcedite in prihranite tekočino za namakanje. Gobe drobno sesekljajte. Postavite gobe v majhno skledo; pokrijte in ohladite, dokler ni potrebno v 4. koraku. Gobe in tekočino odstavite.

2. Za omako v kuhinjskem robotu zmešajte zeleni čaj, azijsko hruško, ingver, serrano, česen in tekočino za namakanje gob. Pokrijte in mešajte do gladkega. Omako odstavimo.

3. V 6-litrski ponvi segrejte kokosovo olje na srednje močnem ognju. Kratka rebra potresemo s sveže mletim črnim poprom. Rebrca v serijah kuhajte na vročem kokosovem olju približno 10 minut oziroma dokler niso lepo porjavela z vseh strani, na polovici pečenja pa jih obrnite. V lonec vrnite vsa rebra. Dodamo omako in juho iz govejih kosti. Nizozemsko pečico pokrijte s tesno prilegajočim pokrovom. Pečemo približno 10 ur oziroma dokler meso ni zelo mehko in začne odpadati od kosti.

4. Rebra previdno poberemo iz omake. Rebra in omako dajte v ločene sklede. Pokrijte in hladite čez noč. Ko se ohladi, posnemite in odstranite maščobo s površine omake. Na močnem ognju omako zavremo. Dodajte hidrirane gobe iz 1. koraka in sveže gobe. Dušimo 10 minut, da se omaka zmanjša in okusi okrepijo. vrnite rebra v omako; kuhajte, dokler se ne segreje. Dodajte 1 žlico pomarančne lupine in pomarančni sok. Postrezite s pečenim ingverjevim zeljem. Po želji potresemo z dodatno pomarančno lupinico.

Pražen ingverjev ohrovt: V veliki ponvi segrejte 1 žlico rafiniranega kokosovega olja na srednje močnem ognju. Dodajte 2 žlici svežega mletega ingverja; 2 sesekljana stroka česna; in mleta rdeča paprika po okusu. Kuhajte in mešajte, dokler ne zadiši, približno 30 sekund. Dodajte 6 skodelic nape, ohrovta ali narezanega ohrovta in 1 olupljeno, na tanke rezine narezano azijsko hruško. Med mešanjem kuhamo 3 minute, da se zelje rahlo zmehča in hruška. Dodajte ½ skodelice nesladkanega jabolčnega soka. Pokrijte in kuhajte, dokler se zelje ne zmehča, približno 2 minuti. Dodajte ½ skodelice sesekljane mlade čebule in 1 žlico sezamovih semen.

ZAREBRNICE Z GREMOLATO CITRUSOV KOROMAČA

PRIPRAVA: 40 minut Peka: 8 minut Počasno kuhanje: 9 ur (nizko) ali 4 ure in pol (visoko) Izkoristek: 4 porcije

GREMOLATA JE OKUSNA MEŠANICA NAREJENO S PETERŠILJEM, ČESNOM IN LIMONINO LUPINO, POTRESENIH PO OSSO BUCCO, KLASIČNI ITALIJANSKI JEDI IZ DUŠENIH TELEČJIH KRAČ, ZA IZBOLJŠANJE NJENEGA BOGATEGA, GLADKEGA OKUSA. Z DODATKOM POMARANČNE LUPINICE IN SVEŽIH LISTOV KOMARČKA SE ENAKO ZGODI S TEMI NEŽNIMI GOVEJIMI REBRCI.

REBRA
- 2½ do 3 kg s kostmi in rebra s kostmi
- 3 žlice limonine začimbe (glej Recept)
- 1 srednje velika čebulica komarčka
- 1 velika čebula, narezana na velike kose
- 2 skodelici goveje kostne juhe (glej Recept) ali goveja juha brez dodane soli
- 2 stroka česna, prerezana na pol

PEČENA BUČA
- 3 žlice ekstra deviškega oljčnega olja
- 1 funt maslene buče, olupljene, brez semen in narezane na ½-palčne kose (približno 2 skodelici)
- 4 čajne žličke sveže sesekljanega timijana
- Ekstra deviško olivno olje

ZMEČKAN
- ¼ skodelice sesekljanega svežega peteršilja
- 2 žlici mletega česna

1½ čajne žličke drobno naribane limonine lupinice

1½ čajne žličke drobno naribane pomarančne lupinice

1. Rebra potresemo z limonino začimbo; Meso nežno podrgnite s prsti. dati na stran. Koromaču odstranimo liste; rezervirajte gremolato za citrusov koromač. Narežite in narežite koromač.

2. Za žar na oglje postavite srednje vroče oglje na eno stran žara. Preverite srednjo vročino na strani žara brez oglja. Postavite kratka rebra na stranski žar brez oglja; Četrtine koromača in rezine čebule položite neposredno na oglje na žaru. Pokrijte in pecite na žaru 8 do 10 minut ali dokler zelenjava in rebrca niso zlato rjavi. Na polovici kuhanja enkrat obrnite. (Za plinski žar predhodno segrejte žar, zmanjšajte toploto na srednjo temperaturo. Nastavite za posredno kuhanje. Rebra položite na rešetko nad gorilnikom. Na žar nad prižganim gorilnikom položite koromač in čebulo. Tudi žar pokrijte po navodilih). Če je dovolj hladno. ,

3. V 5- do 6-litrskem počasnem kuhalniku zmešajte sesekljan koromač in čebulo, juho iz govejih kosti in česen. dodajte rebra. Pokrijte in kuhajte na nizki temperaturi 9 do 10 ur ali na visoki temperaturi 4½ do 5 ur. Z žlico z režami preložimo rebra na krožnik. Pokrijte z aluminijasto folijo, da ostane toplo.

4. Medtem za bučke v veliki ponvi segrejte 3 žlice olja na srednje močnem ognju. Dodajte bučo in 3 čajne žličke timijana ter premešajte, da prekrijete bučo. Bučo razporedite v eno plast v ponev in kuhajte brez mešanja približno 3 minute ali dokler na dnu ne porjavi. Obrnite

koščke buče; kuhajte še približno 3 minute ali dokler druga stran ni zlato rjava. zmanjšajte toploto na nizko; pokrijte in kuhajte 10 do 15 minut ali dokler se ne zmehča. Potresemo z 1 čajno žličko svežega timijana. Pokapajte z ekstra deviškim oljčnim oljem.

5. Drobno sesekljajte dovolj prihranjenih listov koromača, da pripravite ¼ skodelice gremolate. V manjši skledi zmešamo sesekljane liste koromača, peteršilj, česen, limonino in pomarančno lupinico.

6. Gremolato potresemo po rebrcih. Postrezite z bučo.

GOVEJE POLPETE NA ŠVEDSKI NAČIN Z GORČICO, SOLATO IZ KUMAR IN KOPRA

PRIPRAVA:Kuhajte 30 minut: Pripravite 15 minut: 4 porcije

BEEF À LA LINDSTROM JE ŠVEDSKI HAMBURGERTRADICIONALNO JE OBLOŽENA Z VLOŽENO ČEBULO, KAPRAMI IN REPO, POSTREŽENA Z OMAKO IN BREZ KRUHA. TA RAZLIČICA, PREPOJENA S PIMENTOM, NADOMESTI VLOŽENO PESO IN SLANE KAPRE S PEČENO PESO, NA VRHU PA JE OCVRTO JAJCE.

KUMARIČNA SOLATA
   2 žlički svežega pomarančnega soka
   2 žlički belega vinskega kisa
   1 čajna žlička dijonske gorčice (glejRecept)
   1 žlica ekstra deviškega oljčnega olja
   1 velika (angleška) kumara brez pečk, olupljena in narezana
   2 žlici narezane mlade čebule
   1 žlica sveže sesekljanega kopra

EMPANADE Z MESOM
   1 kg mletega govejega mesa
   ¼ skodelice drobno sesekljane čebule
   1 žlica dijonske gorčice (glejReccpt)
   ¾ čajne žličke črnega popra
   ½ čajne žličke mletega pimenta
   ½ majhne repe, ocvrte, olupljene in drobno narezane *
   2 žlici ekstra deviškega oljčnega olja

½ skodelice juhe iz govejih kosti (glej[Recept](#)) ali goveja juha brez dodane soli

4 velika jajca

1 žlica drobno sesekljanega drobnjaka

1. Za kumarično solato v veliki skledi zmešajte pomarančni sok, kis in dijonsko gorčico. Počasi v tankem curku dodajte olivno olje in mešajte, dokler se preliv nekoliko ne zgosti. Dodajte kumaro, zeleno čebulo in koper; mešajte, dokler se ne združi. Pokrijte in ohladite do serviranja.

2. Za goveje mesne kroglice v veliki skledi zmešajte mleto govedino, čebulo, dijonsko gorčico, kajensko papriko in piment. Dodamo pečeno peso in nežno premešamo, da se enakomerno vključi v meso. Zmes oblikujte v štiri ½ palca debele polpete.

3. V veliki ponvi segrejte 1 žlico oljčnega olja na srednje močnem ognju. Burgerje cvremo (160°) približno 8 minut oziroma dokler ne zlato porjavijo na zunaj in so pečeni, ter jih enkrat obrnemo. Burgerje prestavimo na krožnik in pokrijemo s folijo, da ostanejo topli. Dodamo juho iz govejih kosti in premešamo, da postrgamo zapečene koščke z dna ponve. Kuhajte približno 4 minute oziroma dokler se ne razpolovi. Mesne kroglice pokapajte z zmanjšanim sokom iz ponve in ponovno ohlapno pokrijte.

4. Ponev splaknite in obrišite s papirnato brisačo. Preostalo žlico oljčnega olja segrejte na srednje močnem ognju. Jajca pražimo v vročem olju 3 do 4 minute oziroma

toliko časa, da se beljaki strdijo, rumenjaki pa so še mehki in tekoči.

5. Na vsako mesno štruco položite jajce. Potresemo z drobnjakom in ponudimo s kumarično solato.

*Nasvet: peso ocvremo tako, da jo dobro zdrgnemo in položimo na kos alu folije. Pokapljamo z malo olivnega olja. Zavijte v aluminijasto folijo in dobro zaprite. Pečemo v pečici pri 375 °F približno 30 minut oziroma dokler pese zlahka prebodemo z vilicami. Naj se ohladi; Odstranite kožo. (Reso lahko pečete največ 3 dni vnaprej. Olupljeno pečeno peso dobro zavijte in ohladite.)

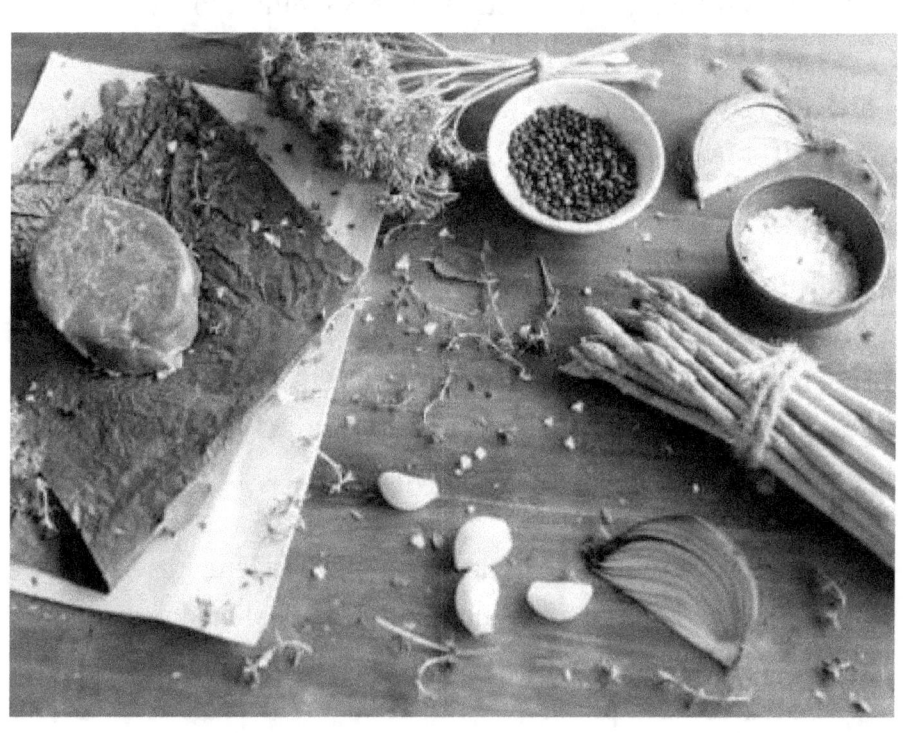

ROSTBIF BURGERJI NA RUKOLI S PEČENO KORENINO

PRIPRAVA:Kuhajte 40 minut: Cvrite 35 minut: Pripravite 20 minut: 4 porcije

ELEMENTOV JE VELIKOKAR ZADEVA TE KREPKE BURGERJE, KI VZAMEJO MALO ČASA ZA PRIPRAVO, SE ZARADI NEVERJETNE KOMBINACIJE OKUSOV SPLAČA POTRUDITI: MESNAT BURGER JE PRELIT S KARAMELIZIRANO ČEBULO IN GOBOVO OMAKO TER POSTREŽEN S SLADKO ZELENJAVO NA ŽARU IN RUKOLO S POPROM. .

5 žlic ekstra deviškega oljčnega olja

2 skodelici narezanih svežih gob, cremini in/ali shiitake

3 rumene čebule, na tanke rezine*

2 čajni žlički kumine

3 korenčke, olupljene in narezane na 1-palčne kose

2 pastinaka, olupljena in narezana na 1-palčne kose

1 želodova buča, razpolovljena, brez semen in narezana

sveže mlet črni poper

2 kg mletega govejega mesa

½ skodelice drobno sesekljane čebule

1 žlica večnamenske mešanice začimb brez soli

2 skodelici goveje kostne juhe (glej<u>Recept</u>) ali goveja juha brez dodane soli

¼ skodelice nesladkanega jabolčnega soka

1 do 2 žlici suhega sherryja ali belega vinskega kisa

1 žlica dijonske gorčice (glej<u>Recept</u>)

1 žlica sveže sesekljanih listov timijana

1 žlica sesekljanih svežih listov peteršilja

8 skodelic listov rukole

1. Pečico segrejte na 425°F. Za omako v veliki ponvi segrejte 1 žlico oljčnega olja na srednje močnem ognju. dodajte gobe; kuhajte in mešajte približno 8 minut ali dokler dobro ne porjavi in postane mehko. Z žlico z režami prenesite gobe na krožnik. Ponev vrnemo na gorilnik. Ogenj zmanjšajte na srednje. Dodamo preostalo žlico olivnega olja, sesekljano čebulo in semena kumine. Pokrijte in kuhajte 20 do 25 minut ali dokler čebula ni zelo mehka in dobro porjavela, občasno premešajte. (Po potrebi prilagodite toploto, da se čebula ne zažge.)

2. Za pečeno korenasto zelenjavo na velik pekač naložimo korenje, pastinak in bučke. Pokapljamo z 2 žlicama olivnega olja in po želji potresemo s poprom. premešajte, da prekrijete zelenjavo. Pečemo 20 do 25 minut ali dokler se ne zmehčajo in začnejo rjaveti, na polovici pa jih enkrat obrnemo. Zelenjavo hranite na toplem, dokler ni pripravljena za serviranje.

3. Za burgerje v veliki skledi zmešajte mleto govedino, drobno sesekljano čebulo in mešanico začimb. Mesno mešanico razdelite na štiri enake dele in oblikujte približno 1/2 palca debele polpete. V zelo veliki ponvi segrejte preostalo žlico oljčnega olja na srednje močnem ognju. Dodajte burgerje v ponev; kuhajte približno 8 minut ali dokler ne porjavi na obeh straneh in enkrat obrnite. Burgerje položite na krožnik.

4. V ponev dodajte karamelizirano čebulo, prihranjene gobe, juho iz govejih kosti, jabolčni sok, šeri in dijonsko gorčico ter premešajte. Burgerje položite v pekač. Zavremo. Kuhajte, dokler burgerji niso pečeni (160 °F),

približno 7 do 8 minut. Dodamo svež timijan, peteršilj in poper po okusu.

5. Za serviranje položite 2 skodelici rukole na vsakega od štirih servirnih krožnikov. Pečeno zelenjavo razdelite po solatah in prelijte polpetke. Mešanico čebule izdatno razporedite po burgerjih.

*Nasvet: Rezalnik za mandolino je zelo koristen za tanko rezanje čebule.

GOVEJI BURGERJI NA ŽARU S PARADIŽNIKI V SEZAMOVI SKORJICI

PRIPRAVA: 30 minut počitka: 20 minut zrezek: 10 minut izkupiček: 4 porcije

HRUSTLJAVE ZLATE PARADIŽNIKOVE REZINE S SEZAMOVO SKORJICOV TEH DIMLJENIH BURGERJIH LAHKO NAREDITE PRIMER ZA TRADICIONALNO SEZAMOVO ŽEMLJICO. POSTREZITE Z NOŽEM IN VILICAMI.

4 ½ palca debele rdeče ali zelene paradižnike*
1¼ funta puste govedine
1 žlica dimljene začimbe (glej Recept)
1 veliko jajce
¾ skodelice mandljeve moke
¼ skodelice sezamovih semen
¼ čajne žličke črnega popra
1 manjša rdeča čebula, razpolovljena in narezana
1 žlica ekstra deviškega oljčnega olja
¼ skodelice rafiniranega kokosovega olja
1 majhna glava solate Bibb
paleo kečap (glej Recept)
Dijonska gorčica (glej Recept)

1. Rezine paradižnika položite na dvojno plast papirnatih brisač. Paradižnik pokrijte z drugo dvojno plastjo papirnatih brisač. Nežno pritisnite na papirnate brisače, da se oprimejo paradižnika. Pustite stati na sobni temperaturi 20 do 30 minut, da se nekaj paradižnikovega soka vpije.

2. V veliki skledi zmešajte mleto govedino in začimbe za dim. Oblikujte štiri pol palca debele polpete.

3. V plitvi skledi z vilicami rahlo stepemo jajce. V drugi plitvi posodi zmešamo mandljevo moko, sezamovo seme in poper. Vsako rezino paradižnika pomočite v jajce in obrnite za premaz. Odvečno jajce odcedite. Vsako rezino paradižnika pomočite v mešanico mandljeve moke in obrnite za premaz. Pretepene paradižnike položite na majhen krožnik; dati na stran. Zmešajte rezine čebule z oljčnim oljem; Rezine čebule položite v košaro za žar.

4. Za plinski žar ali žar na oglje položite čebulo v košaro in položite goveje polpete na žar na srednje močan ogenj. Pokrijte in pražite 10 do 12 minut ali čebula pozlati in rahlo zoglene, mesne kroglice pa so pečene (160°), čebulo občasno premešajte in mesne kroglice enkrat obrnite.

5. Medtem v veliki ponvi segrejte olje na srednje močnem ognju. Dodajte rezine paradižnika; Kuhajte 8 do 10 minut ali dokler ne porjavijo, pri čemer jih enkrat obrnite. (Če paradižnik prehitro porjavi, zmanjšajte toploto na srednje nizko. Po potrebi dodajte dodatno olje.) Odcedite na krožniku, obloženem s papirnato brisačo.

6. Za serviranje solato razdelite na štiri servirne krožnike. Na vrh položite pleskavice, čebulo, paleo kečap, dijonsko gorčico in paradižnik v sezamovi skorjici.

*Opomba: Verjetno boste potrebovali 2 velika paradižnika. Če uporabljate rdeče paradižnike, izberite paradižnike, ki so ravnokar zreli, a še nekoliko čvrsti.

BURGER NA PALCKI S POMAKO BABA GHANOUSH

MEHČANJE:15 minut priprava: 20 minut pečenje na žaru: 35 minut izkoristek: 4 porcije

BABA GHANOUSH JE IGRALSKA ZASEDBA Z BLIŽNJEGA VZHODANAREJEN IZ DIMLJENEGA PRAŽENEGA BRINJALA, MLETEGA Z OLJČNIM OLJEM, LIMONO, ČESNOM IN TAHINIJEM, PASTO IZ MLETIH SEZAMOVIH SEMEN. POKAPLJANJE SEZAMA JE V REDU, A KO GA PRIPRAVIMO V OLJE ALI PASTO, POSTANE KONCENTRIRAN VIR LINOLNE KISLINE, KI LAHKO PRISPEVA K VNETJU. TU UPORABLJENO MASLO IZ PINJOL JE DOBER NADOMESTEK.

4 posušeni paradižniki

1½ kilograma puste govedine

3 do 4 žlice drobno sesekljane čebule

1 žlica drobno sesekljanega svežega origana in/ali drobno sesekljane sveže mete ali ½ čajne žličke posušenega origana, naribanega

¼ čajne žličke kajenskega popra

Baba Ghanoush Dip (glej)Recept, nižje)

1. Osem 10-palčnih lesenih nabodal za 30 minut namočite v vodo. V manjši posodi prelijemo paradižnik z vrelo vodo; Pustite 5 minut, da se rehidrira. Paradižnike odcedimo in osušimo s papirnatimi brisačkami.

2. V veliki skledi zmešajte na kocke narezan paradižnik, govedino, čebulo, origano in kajenski poper. Mesno mešanico razdelite na osem delov; Vsak del razvaljajte v kroglico. Odstranite nabodala iz vode. To vem. Na nabodalo položite kroglico in jo okoli nabodala

oblikujte v dolg oval. Začnite tik pod koničasto konico, na drugem koncu pa pustite dovolj prostora za držanje palice. Ponovite s preostalimi nabodali in kroglicami.

3. Za žar na oglje ali plin položite goveja nabodala neposredno na rešetko za pečenje na srednje močnem ognju. Pokrijte in pražite približno 6 minut ali dokler ni končano (160 °F). Postrežemo ga z omako baba ghanoush.

Baba Ghanoush omaka: 2 srednje velika jajčevca na več mestih prebodite z vilicami. Za žar na oglje ali plin položite jajčevce neposredno na rešetko za pečenje na srednje močnem ognju. Pokrijte in pecite na žaru 10 minut ali dokler ne porjavi z vseh strani. Med cvrtjem večkrat obrnemo. Odstranite jajčevce in jih previdno zavijte v aluminijasto folijo. Zavite jajčevce položite na rešetko za kuhanje, vendar ne neposredno na oglje. Pokrijte in pecite na žaru še 25 do 35 minut ali dokler se ne zruši in postane zelo mehka. Kul. Jajčevec prerežemo na pol in odstranimo meso; Meso položite v kuhinjski robot. Dodajte ¼ skodelice masla iz pinjol (glejte<u>Recept</u>); ¼ skodelice svežega limoninega soka; 2 sesekljana stroka česna; 1 žlica ekstra deviškega oljčnega olja; 2 do 3 žlice sesekljanega svežega peteršilja; in ½ čajne žličke mlete kumine. Pokrijte in obdelajte do skoraj gladkega. Če je omaka pregosta za namakanje, dodajte toliko vode, da dosežete želeno gostoto.

DIMLJENE POLNJENE PAPRIKE

PRIPRAVA: Kuhajte 20 minut - Pecite 8 minut - Za 30 minut - 4 porcije

NAJ BO TA DRUŽINA PRILJUBLJENA Z MEŠANICO PISANIH PAPRIK ZA PRIVLAČNO JED. PEČEN PARADIŽNIK JE DOBER PRIMER, KAKO ZDRAVO AROMATIZIRATI HRANO. ENOSTAVNO ZOGLENJENJE PARADIŽNIKOV PRED KONZERVIRANJEM (BREZ SOLI) POVEČA NJIHOV OKUS.

4 velike zelene, rdeče, rumene in/ali oranžne paprike
1 kg mletega govejega mesa
1 žlica dimljene začimbe (glej Recept)
1 žlica ekstra deviškega oljčnega olja
1 majhna rumena čebula, sesekljana
3 stroki česna, sesekljani
1 manjša cvetača, brez sredice in narezana na cvetove
1 15-unčna pločevinka na kocke narezani pečeni paradižniki, nesoljeni, odcejeni
¼ skodelice drobno sesekljanega svežega peteršilja
½ čajne žličke črnega popra
⅛ čajne žličke kajenskega popra
½ skodelice preliva iz orehovih drobtin (glejte Recept, nižje)

1. Pečico segrejte na 375°F. Papriko navpično prerežemo na pol. Odstranite stebla, semena in membrane. metati Polovice paprike odstavimo.

2. Postavite govedino v srednje veliko skledo; Potresemo z začimbo za dim. Z rokami nežno vmešajte začimbe v meso.

3. V veliki ponvi segrejte oljčno olje na srednje močnem ognju. Dodajte meso, čebulo in česen; kuhajte, dokler meso ne porjavi in čebula ni mehka, mešajte z leseno žlico, da meso razdrobite. Ponev odstavimo s štedilnika.

4. Cvetače obdelajte v kuhinjskem robotu, dokler niso zelo drobno sesekljani. (Če nimate kuhinjskega robota, cvetačo naribajte na strgalniku.) Odmerite 3 skodelice cvetače. V ponev dodajte mešanico govejega mesa. (Če vam ostane cvetača, jo rezervirajte za drugo uporabo.) Dodajte odcejene paradižnike, peteršilj, črni poper in kajenski poper.

5. Polovice paprike napolnite z mešanico mletega govejega mesa, rahlo zapakirajte in zložite. Polovičke polnjene paprike položimo v lonec. Pečemo 30 do 35 minut oziroma dokler paprika ni hrustljava in mehka. * Potresemo z orehovimi drobtinami. Po želji vrnite v pečico za 5 minut, preden postrežete za hrustljav preliv.

Preliv iz drobtin: V srednji ponvi segrejte 1 žlico ekstra deviškega olivnega olja na srednje močnem ognju. Dodajte 1 čajno žličko posušenega timijana, 1 čajno žličko prekajene paprike in ¼ čajne žličke česna v prahu. Dodajte 1 skodelico zelo drobno sesekljanih orehov. Kuhajte in mešajte približno 5 minut ali dokler oreščki niso zlato rjavi in rahlo popečeni. Dodamo ščepec ali dva kajenskega popra. Naj se popolnoma ohladi. Preostale sestavine do uporabe shranite v tesno zaprti posodi v hladilniku. Naredi 1 skodelico.

*Opomba: Če uporabljate zeleno papriko, pecite še dodatnih 10 minut.

BISON BURGER S CABERNET CEBULO IN RUKOLO

PRIPRAVA: 30 minut kuhanja: 18 minut pečenja na žaru: 10 minut kuhanja: 4 porcije

BIZON IMA ZELO MALO MASCOB. IN SE KUHA 30 % DO 50 % HITREJE KOT GOVEDINA. MESO PO KUHANJU OHRANI SVOJO RDECO BARVO, ZATO BARVA NI POKAZATELJ PECENOSTI. KER JE BIZON TAKO PUST, GA NE KUHAJTE NAD NOTRANJO TEMPERATURO 155 °F.

- 2 žlici ekstra deviškega oljčnega olja
- 2 veliki sladki čebuli, narezani na tanke rezine
- ¾ skodelice cabernet sauvignona ali drugega suhega rdečega vina
- 1 čajna žlička sredozemskih začimb (glej Recept)
- ¼ skodelice ekstra deviškega oljčnega olja
- ¼ skodelice balzamičnega kisa
- 1 žlica drobno sesekljane šalotke
- 1 žlica sveže sesekljane bazilike
- 1 majhen strok česna, sesekljan
- 1 kilogram mletega bizona
- ¼ skodelice bazilikinega pesta (glej Recept)
- 5 skodelic rukole
- Surove, nesoljene, pražene pistacije (glej nasvet)

1. V veliki ponvi segrejte 2 žlici olja na srednje nizkem ognju. Dodajte čebulo. Pokrijte in kuhajte 10 do 15 minut ali dokler se čebula ne zmehča, občasno premešajte. Odkrijte; kuhajte in mešajte na srednjem ognju 3 do 5 minut ali dokler čebula ne zlato porumeni. dodajte vino; kuhamo približno 5 minut oziroma dokler

večina vina ne izhlapi. Potresemo z mediteranskimi začimbami; ohranjanje toplega

2. Medtem za vinaigrette v kozarcu zmešajte ¼ skodelice oljčnega olja, kis, šalotko, baziliko in česen. Pokrijte in dobro pretresite.

3. V veliki skledi nežno premešajte mleti bizon in bazilikin pesto. Mesno mešanico nežno oblikujte v štiri ¾-palčne polpete.

4. Za žar na oglje ali plin položite mesne kroglice neposredno na rahlo naoljeno rešetko za pečenje na srednje močnem ognju. Pokrijte in pecite do želene stopnje pečenosti (145 °F za srednje ali 155 °F za srednje), približno 10 minut. Na polovici kuhanja enkrat obrnite.

5. Rukolo dajte v večjo skledo. Prelijte vinaigrette čez rukolo; Za serviranje razdelite čebulo na štiri servirne krožnike. Vrh vsakega z bison žemljico. Burger prelijemo z rukolo in potresemo s pistacijami.

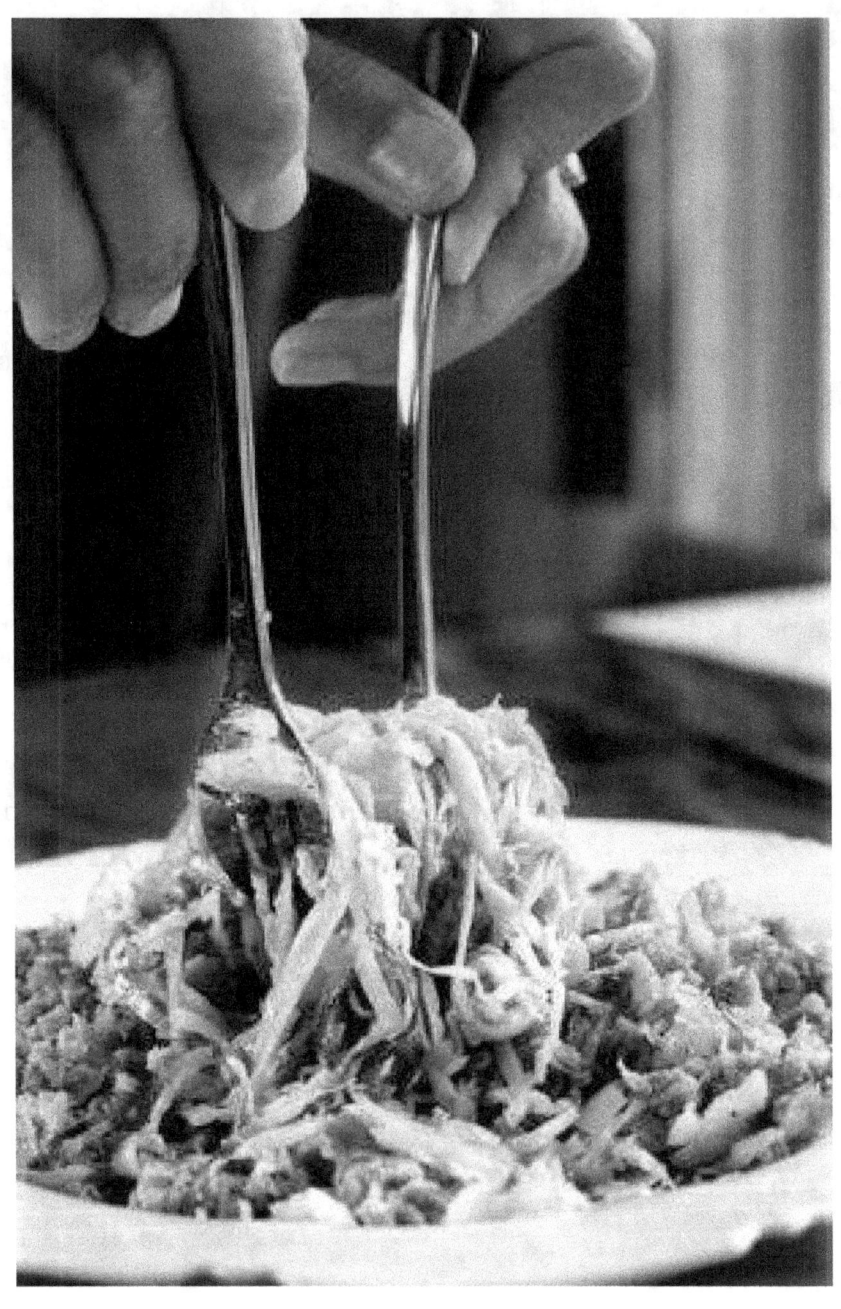

BIZONSKI KRUH IN JAGNJETINA NA SMOGU TER SLADKI KROMPIR

PRIPRAVA: 1 ura čas kuhanja: 20 minut čas peke: 1 ura čas počitka: 10 minut Izkoristek: 4 porcije

TO JE STAROMODNA TOLAŽILNA HRANA.S SODOBNIM PRIDIHOM. KRUHOVA OMAKA IZ RDEČEGA VINA TORTI DODA OKUS, PIRE IZ SMOGA IN SLADKEGA KROMPIRJA S KREMO IZ INDIJSKIH OREŠČKOV IN KOKOSOVIM OLJEM PA ZAGOTAVLJA NEVERJETNO HRANILNO VREDNOST.

2 žlici oljčnega olja
1 skodelica drobno sesekljanih gob cremini
½ skodelice drobno sesekljane rdeče čebule (1 srednja)
½ skodelice drobno sesekljane zelene (1 steblo)
⅓ skodelice drobno sesekljanega korenja (1 majhen)
½ manjšega jabolka, očiščenega, olupljenega in narezanega
2 stroka česna, sesekljana
½ čajne žličke sredozemskih začimb (glej Recept)
1 veliko jajce, rahlo stepeno
1 žlica sveže sesekljanega žajblja
1 žlica sveže sesekljanega timijana
8 unč mletega bizona
8 unč mlete govedine ali jagnjetine
¾ skodelice suhega rdečega vina
1 srednja šalotka, drobno sesekljana
¾ skodelice goveje kostne juhe (glej Recept) ali goveja juha brez dodane soli
Pire iz sladkega krompirja (glej Recept, nižje)

Blitva s česnom (glRecept, nižje)

1. Pečico segrejte na 350°F. V večji ponvi na srednjem ognju segrejte olje. Dodajte gobe, čebulo, zeleno in korenje; kuhajte in mešajte približno 5 minut ali dokler se zelenjava ne zmehča. zmanjšajte toploto na nizko; dodamo strto jabolko in česen. Pokrijte in kuhajte približno 5 minut oziroma dokler zelenjava ni zelo mehka. Odstranite s štedilnika; Dodajte sredozemske začimbe.

2. Z žlico z režami dodajte mešanico gob v veliko skledo, pri čemer pustite, da kaplja v ponvi. Dodamo jajce, žajbelj in timijan. Dodamo mleto bizono in mleto jagnjetino; nežno premešajte. Mesno zmes dajte v 2-litrsko pravokotno ponev. Naredite pravokotnik 7 × 4 palcev. Pecite približno 1 uro ali dokler termometer s takojšnjim odčitavanjem ne pokaže 155 °F. Pustite 10 minut. Zrezek previdno položimo na servirni krožnik. Pokrijte in hranite na toplem.

3. Za omako iz ponve postrgajte morebitne odcedke in hrustljavo zapečene koščke iz ponve v rezerviran odcedek iz ponve. Dodamo vino in šalotko. Na srednjem ognju zavremo; kuhamo, dokler se ne zmanjša za polovico. Dodamo govejo kostno juho; kuhamo in mešamo, dokler se ne zmanjša na polovico. Ponev odstavimo s štedilnika.

4. Za serviranje razdelite pire sladki krompir na štiri servirne krožnike. Na vrh potresemo nekaj česnove

blitve. rezina zrezka; Rezine razporedite po česnovem smogu in pokapljajte z omako.

Pire iz sladkega krompirja: Olupite in grobo narežite 4 srednje velike sladke krompirje. V veliki ponvi kuhajte krompir v dovolj vrele vode, da je pokrit, 15 minut ali dokler se ne zmehča. odcediti. Pire s pire krompirjem. Dodajte ½ skodelice kreme iz indijskih oreščkov (glejte<u>Recept</u>) in 2 žlici nerafiniranega kokosovega olja; pire do gladkega. ohranjanje toplega

Česnova blitva: Odstranite stebla z 2 šopkov smoggyja in jih zavrzite. Liste grobo nasekljajte. V veliki ponvi segrejte 2 žlici oljčnega olja na srednje močnem ognju. Dodamo mlado česna in 2 sesekljana stroka česna; kuhamo toliko časa, da se matul zmehča, občasno premešamo s kleščami.

BIZONOVE POLPETE Z JABOLČNO OMAKO IN RDEČIM RIBEZOM TER PAPARDELLE IZ BUČK

PRIPRAVA:Pečemo 25 minut: Kuhamo 15 minut: Pripravimo 18 minut: 4 porcije

MESNE KROGLICE BODO ZELO VLAŽNE.KAKO JIH NAREDITI PRI ROKI IMEJTE SKLEDO Z MRZLO VODO IN SI MED DELOM OBČASNO ZMOČITE ROKE, DA SE VAM MESNA MEŠANICA NE OPRIME ROK. MED PRIPRAVO MESNIH KROGLIC VEČKRAT ZAMENJAJTE VODO.

CMOKI
- olivno olje
- ½ skodelice grobo sesekljane rdeče čebule
- 2 stroka česna, sesekljana
- 1 jajce, rahlo stepeno
- ½ skodelice gob in drobno narezanih stebel
- 2 žlici svežega italijanskega peteršilja (ploščat list)
- 2 žlički oljčnega olja
- 1 funt mletega bizona (grobo zmlet, če je na voljo)

OMAKA IZ JABOLK IN RIBEZA
- 2 žlici oljčnega olja
- 2 veliki jabolki Granny Smith, olupljeni, strženi in drobno narezani
- 2 šalotki, sesekljani
- 2 žlici svežega limoninega soka
- ½ skodelice piščančje kostne juhe (glej<u>Recept</u>) ali nesoljene piščančje juhe
- 2 do 3 žlice posušenega ribeza

BUČKE PAPARDELLE

6 buč
2 žlici oljčnega olja
¼ skodelice drobno sesekljane zelene čebule
½ žličke mlete rdeče paprike
2 stroka česna, sesekljana

1. Za mesne kroglice segrejte pečico na 375 °F. Obrobljen pekač rahlo premažite z olivnim oljem. dati na stran. V kuhinjskem robotu ali mešalniku zmešajte čebulo in česen. pulzirajte do gladkega. Mešanico čebule dajte v srednje veliko skledo. Dodamo jajce, gobe, peteršilj in 2 žlički olja; premešajte, da se združi. Dodajte zemeljske bizone; lahek, vendar se dobro meša. Mesno mešanico razdelite na 16 delov; oblikujte mesne kroglice. Mesne kroglice enakomerno razporedite na pripravljen pekač. pečemo 15 minut; dati na stran.

2. Za omako segrejte 2 žlici olja v ponvi na srednje močnem ognju. Dodamo jabolka in šalotko; kuhajte in mešajte 6 do 8 minut ali dokler ni zelo mehka. Dodajte limonin sok. Mešanico prenesite v kuhinjski robot ali mešalnik. Pokrijte in obdelajte ali mešajte, dokler ni gladka; se vrne v ponev. Dodamo piščančjo kostno juho in ribez. zavrite; Zmanjšuje toploto. Odkrito dušite 8 do 10 minut in pogosto mešajte. Dodajte mesne kroglice; kuhamo in mešamo na majhnem ognju, dokler se ne segrejejo.

3. Medtem za papardele odrežemo konce bučk. Z zelo ostrim lupilcem za mandolino ali zelenjavo narežite bučke na tanke trakove. (Če želite trakove ohraniti nedotaknjene, prenehajte z britjem, ko pridete do

semen na sredini buče.) V zelo veliki ponvi segrejte 2 žlici olja na srednje močnem ognju. Dodamo drobnjak, strto rdečo papriko in česen; zavrite in mešajte 30 sekund. Dodajte trakove iz bučk. Med nežnim mešanjem kuhajte približno 3 minute ali dokler se ne zmehča.

4. Za serviranje pappardelle razdelite na štiri servirne krožnike. Na vrhu z mesnimi kroglicami in jabolčno omako ter ribezom.

BIZON IN BOLONJSKI JURČEK S POPEČENIMI ČESNOVIMI BUČKAMI ŠPAGETI

PRIPRAVA:30 minut kuhanja: 1 ura 30 minut peke: 35 minut izkoristek: 6 obrokov

KO STE MISLILI, DA STE JEDLIPOMISLITE NA NJEGOVO ZADNJO JED, SPAGETE Z MESNO OMAKO, KO JE PREDSTAVIL THE PALEO DIET®. TA BOLOGNESE, BOGAT S CESNOM, RDECIM VINOM IN ZEMELJSKIMI ZELISCI, JE POLOZEN CEZ SLADKE PRAMENE IN ZOBCE SPAGETNE BUCE. VELIKE NOCI NE BOSTE PRAV NIC ZAMUDILI.

1 unča posušenih jurčkov
1 skodelica vrele vode
3 žlice ekstra deviškega oljčnega olja
1 kilogram mletega bizona
1 skodelica drobno sesekljanega korenja (2)
½ skodelice sesekljane čebule (1 srednja)
½ skodelice drobno sesekljane zelene (1 steblo)
4 stroki česna, sesekljani
3 žlice nesoljene paradižnikove paste
½ skodelice rdečega vina
2 15-unčni pločevinki narezanih nesoljenih paradižnikov
1 čajna žlička zdrobljenega posušenega origana
1 čajna žlička sesekljanega posušenega timijana
½ čajne žličke črnega popra
1 srednja buča špageti (2½ do 3 funte)
1 čebulica česna

1. V majhni skledi zmešajte jurčke in vrelo vodo. Pustite 15 minut. Precedite skozi cedilo, obloženo s 100 % bombažem, in prihranite tekočino za namakanje. sesekljajte gobe; Nastavite stran.

2. V 4- do 5-litrski ponvi segrejte 1 žlico oljčnega olja na srednje močnem ognju. Dodamo mlete bizone, korenje, čebulo, zeleno in česen. Kuhajte, dokler meso ne porjavi in zelenjava ni mehka, mešajte z leseno kuhalnico, da meso razdrobite. Dodajte paradižnikovo pasto; zavremo in mešamo 1 minuto. Dodajte rdeče vino; zavremo in mešamo 1 minuto. Dodamo jurčke, paradižnik, origano, timijan in poper. Dodajte rezervirano tekočino iz gob, pazite, da na dnu lonca ne ostane pesek ali pesek. Zavremo, občasno premešamo; Zmanjšajte toploto na nizko. Pokrijte in kuhajte 1½ do 2 uri ali dokler ne dosežete želene gostote.

3. Medtem segrejte pečico na 375°F. Bučo po dolgem prerežemo na pol; izpraskati semena. Polovice buč položite s stranjo navzdol v veliko ponev. Z vilicami prebodite kožo. Glavi česna odrežite vrh za ½ palca. V ponev k bučkam damo sesekljan česen. Pokapajte s preostalo 1 žlico oljčnega olja. Pečemo 35 do 45 minut ali dokler se buča in česen ne zmehčata.

4. Z žlico in vilicami iz vsake polovice buče izdolbite in razdrobite bučno meso. Damo v posodo in pokrijemo, da ostane toplo. Ko se česen dovolj ohladi, stisnite spodnji del čebule, da odstranite stroke. Stroke česna zmečkajte z vilicami. Zdrobljen česen vmešajte v bučo,

česen enakomerno porazdelite. Za serviranje z omako prelijemo mešanico bučk.

BISON CON CARNE ČILI

PRIPRAVA:Kuhanje 25 minut: 1 ura 10 minut Dobitek: 4 porcije

NESLADKANA ČOKOLADA, KAVA IN CIMETDODAJTE ZANIMANJE ZA TO OKUSNO NAJLJUBŠO. ZA ŠE BOLJ DIMLJEN OKUS ZAMENJAJTE OBIČAJNO PAPRIKO Z 1 ŽLICO PREKAJENE PAPRIKE.

- 3 žlice ekstra deviškega oljčnega olja
- 1 kilogram mletega bizona
- ½ skodelice sesekljane čebule (1 srednja)
- 2 stroka česna, sesekljana
- 2 14,5-unčni pločevinki narezanih paradižnikov brez dodane soli, nesoljeni
- 16-unčna pločevinka nesoljene paradižnikove paste
- 1 skodelica juhe iz govejih kosti (glejRecept) ali goveja juha brez dodane soli
- ½ skodelice močne kave
- 2 unči 99% kakavovih ploščic za pečenje, sesekljanih
- 1 žlica popra
- 1 čajna žlička mlete kumine
- 1 čajna žlička posušenega origana
- 1½ čajne žličke dimljene začimbe (glejRecept)
- ½ čajne žličke mletega cimeta
- ⅓ skodelice jedrc
- 1 čajna žlička oljčnega olja
- ½ skodelice kreme iz indijskih oreščkov (glejRecept)
- 1 čajna žlička svežega limoninega soka
- ½ skodelice svežih listov koriandra

4 rezine limete

1. V nizozemski pečici segrejte 3 žlice oljčnega olja na srednje močnem ognju. Dodajte mlete bizone, čebulo in česen; Kuhajte 5 minut ali dokler meso ne porjavi, mešajte z leseno kuhalnico, da meso razdrobite. Dodajte surove paradižnike, paradižnikovo pasto, juho iz govejih kosti, kavo, čokolado za pečenje, papriko, kumino, origano, 1 čajno žličko dima in cimet. zavrite; Zmanjšuje toploto. Pokrijte in med občasnim mešanjem dušite 1 uro.

2. Medtem v majhni ponvi na 1 čajni žlički olivnega olja na srednje močnem ognju prepražimo pepita, dokler ne poskočijo in postanejo zlate. Nuggets položite v majhno skledo. dodajte ½ čajne žličke preostale začimbe dima; vrzi na pokritje

3. V manjši skledici zmešajte kremo iz indijskih oreščkov in limonin sok.

4. Za serviranje naberite čili v sklede. Porcije pokrijte s kremo iz indijskih oreščkov, pepita in koriandrom. Postrezite z rezinami limete.

MAROŠKO ZAČINJENI BIZONOVI ZREZKI Z LIMONAMI NA ŽARU

PRIPRAVA:10 minut na žaru: 10 minut Dobitek: 4 porcije

POSTREZITE TE HITRO PEČENE ZREZKES SOLATO IZ SVEŽEGA ZELJA IN HRUSTLJAVO ZAČINJENIM KORENČKOM (GL<u>RECEPT</u>). ČE STE RAZPOLOŽENI ZA POSLASTICO, ANANAS NA ŽARU S KOKOSOVO SMETANO (GLEJ<u>RECEPT</u>) BI BIL LEP NAČIN ZA ZAKLJUČEK OBROKA.

- 2 žlici mletega cimeta
- 2 žlici paprike
- 1 žlica česna v prahu
- ¼ čajne žličke kajenskega popra
- 4 6-unčne fileje fileja mignon bizon, narezane na ¾ do 1 palca debele rezine
- 2 limoni, vodoravno prerezani na pol

1. V majhni skledi zmešajte cimet, papriko, česen v prahu in kajenski poper. Zrezke osušite s papirnatimi brisačkami. Z začimbno mešanico natrite obe strani zrezka.

2. Za žar na oglje ali plin položite zrezke neposredno na rešetko za peko na srednje močnem ognju. Pokrijte in pražite 10 do 12 minut na srednji (145 °F) ali 12 do 15 minut na srednji (155 °F). Na polovici kuhanja enkrat obrnite. Medtem položite polovice limon s stranjo navzdol na rešetko za kuhanje. Pražite 2 do 3 minute ali dokler rahlo ne zoglene in postane sočno.

3. Postrezite s polovičkami limon na žaru, da razdrobite fileje.

NARIBAN FILE BIZONA S PROVANSALSKIMI ZELISCI

PRIPRAVA: 15 minut kuhanje: 15 minut praženje: 1 ura 15 minut počitek: 15 minut izkoristek: 4 porcije

HERBES DE PROVENCE JE MEŠANICA POSUŠENIH ZELIŠČ, KI RASTEJO V IZOBILJU NA JUGU FRANCIJE. MEŠANICA POGOSTO VKLJUČUJE KOMBINACIJO BAZILIKE, SEMEN KOMARČKA, SIVKE, MAJARONA, ROŽMARINA, ŽAJBLJA, TIMIJANA IN MATERINE DUŠICE. ZELO OKUSNO JE V TEM AMERIŠKEM ZREZKU.

1 3-kilogramski bizonov hrbet
3 žlice Provansalskih zelišč
4 žlice ekstra deviškega oljčnega olja
3 stroki česna, sesekljani
4 majhne pastinake, očiščene in narezane
2 zreli hruški, olupljeni in narezani
½ skodelice nesladkanega hruškovega nektarja
1 do 2 žlički svežega timijana

1. Pečico segrejte na 375°F. Z zrezka odrežite maščobo. V majhni skledi zmešajte provansalska zelišča, 2 žlici oljčnega olja in česen; natrite po celem zrezku.

2. Zrezek položite na žar v manjši pekač. V sredino zrezka vstavite termometer za pečico. * Pražimo 15 minut brez pokrova. Zmanjšajte temperaturo pečice na 300 ° F. Pečemo dodatnih 60 do 65 minut ali dokler termometer za meso ne pokaže 140 ° F (srednje pečeno). Pokrijte z aluminijasto folijo in pustite počivati 15 minut.

3. V veliki ponvi na srednje močnem ognju segrejte preostali 2 žlici oljčnega olja. dodajte pastinak in hruške; Dušite 10 minut ali dokler pastinak ne postane hrustljav in mehak, občasno premešajte. dodajte hruškov nektar; Kuhajte 5 minut oziroma dokler se omaka nekoliko ne zgosti. Potresemo s timijanom.

4. Steak narežemo na tanke rezine. Meso postrežemo s pastinakom in hruškami.

*Nasvet: Bizon je zelo pust in se skuha hitreje kot govedina. Poleg tega je barva mesa bolj rdeča od govejega, zato se ne morete zanesti na vizualni znak, da bi določili pečenost. Potrebovali boste termometer za meso, da ugotovite, kdaj je meso pripravljeno. Termometer za pečico je idealen, ni pa nujen.

KAVNO DUŠENA BIZONOVA KRATKA REBRA Z GREMOLATO MANDARINE IN PIREJEM IZ KORENINE ZELENE

PRIPRAVA: 15 minut Čas kuhanja: 2 uri 45 minut Dobitek: 6 obrokov

BIZONOVA REBRA SO VELIKA IN MESNATA. POTREBUJEJO DOBRO DOLGO KUHANJE V TEKOČINI, DA SE ZMEHČAJO. GREMOLATA Z MANDARININO LUPINICO POPESTRI OKUS TE OKUSNE JEDI.

MARINADO
- 2 skodelici vode
- 3 skodelice močne, hladne kave
- 2 skodelici svežega soka mandarin
- 2 žlici sveže sesekljanega rožmarina
- 1 čajna žlička grobo mletega črnega popra
- 4 funtov kratka rebra bizona, prerezana med rebri, da se ločijo

ENOLONČNICA
- 2 žlici oljčnega olja
- 1 čajna žlička črnega popra
- 2 skodelici sesekljane čebule
- ½ skodelice sesekljane šalotke
- 6 strokov česna, sesekljanih
- 1 jalapeño paprika, brez semen in narezana (glejte nasvet)
- 1 skodelica močne kave
- 1 skodelica juhe iz govejih kosti (glej Recept) ali goveja juha brez dodane soli
- ¼ skodelice paleo kečapa (glejte Recept)

2 žlici dijonske gorčice (glejRecept)
3 žlice jabolčnega kisa
Pire korenine zelene (glejRecept, nižje)
mandarina gremolata (glejRecept, dobro)

1. Za marinado v veliki nereaktivni posodi (iz stekla ali nerjavečega jekla) zmešajte vodo, hladno kavo, sok mandarin, rožmarin in črni poper. dodajte rebra. Po potrebi na rebra položite krožnik, da ostanejo potopljena. Pokrijte in postavite v hladilnik za 4 do 6 ur, enkrat prerazporedite in premešajte.

2. Za govejo pečenko segrejte pečico na 325°F. Rebra odcedimo in zavržemo marinado. Zarebrnice osušite s papirnatimi brisačkami. V veliki nizozemski pečici segrejte oljčno olje na srednje močnem ognju. Zarebrnice začinimo s črnim poprom. Cvrete rebra v serijah, dokler ne porjavijo z vseh strani, približno 5 minut na serijo. Postavite na velik krožnik.

3. Dodajte čebulo, šalotko, česen in jalapeno v ponev. Ogenj zmanjšamo na srednjo, pokrijemo in kuhamo, dokler se zelenjava ne zmehča. Občasno jih premešamo približno 10 minut. Dodajte kavo in juho; premešamo in postrgamo zapečene koščke. Dodajte paleo kečap, dijonsko gorčico in kis. Zavremo. dodajte rebra. Pokrijemo in postavimo v pečico. Kuhajte, dokler se meso ne zmehča, približno 2 uri in 15 minut, nežno mešajte in enkrat ali dvakrat prerazporedite rebra.

4. Rebrca razporedimo po krožniku; Šotor z aluminijasto folijo za ohranjanje toplote. Razmažite maščobo s površine omake. Omako kuhajte, dokler se ne zmanjša

na 2 skodelici, približno 5 minut. Pire korenine zelene razdelite na 6 krožnikov; Vrh z rebrci in omako. Potresemo z gremolato mandarine.

Pire iz korenine zelene: V veliki ponvi zmešajte 3 funte korenine zelene, olupljene in narezane na 1-palčne kose, ter 4 skodelice juhe iz piščančjih kosti (glejte[Recept](Recept)) ali nesoljene piščančje juhe. zavrite; Zmanjšuje toploto. Korenino zelene odcedite in juho prihranite. Korenino zelene vrnite v lonec. Dodajte 1 žlico oljčnega olja in 2 žlički sveže sesekljanega timijana. S tlačilko za krompir pretlačimo koren zelene in dodamo nekaj žlic jušne osnove, kolikor je potrebno, da dosežemo želeno gostoto.

Mandarin Gremolata: V majhni skledi zmešajte ½ skodelice svežega peteršilja, 2 žlici drobno sesekljane lupine mandarine in 2 mleta stroka česna.

GOVEJA KOSTNA JUHA

PRIPRAVA: 25 minut Praženje: 1 ura Kuhanje: 8 ur Naredi: 8 do 10 skodelic

IZ VOLOVSKIH REPOV BREZ KOSTI JE IZJEMNO OKUSNA JUHA. TO LAHKO UPORABITE V KATEREM KOLI RECEPTU, KI ZAHTEVA GOVEJO OSNOVO, ALI PREPROSTO KOT ENO SKODELICO, KI JO POSTREŽETE KADAR KOLI V DNEVU. ČEPRAV SO VČASIH IZHAJALI IZ VOLOV, ZDAJ VOLOVSKI REPI IZHAJAJO IZ GOVEDA.

5 korenčkov, grobo sesekljanih

5 palčk zelene, grobo sesekljane

2 rumeni čebuli, neolupljeni, prerezani na pol

8 unč belih gob

1 čebulica česna, neolupljena, prerezana na pol

2 kilograma kosti volovskega repa ali goveje kosti

2 paradižnika

12 skodelic hladne vode

3 lovorjev listi

1. Pečico segrejte na 400°F. Na velik pekač ali plitek krožnik naložimo korenje, zeleno, čebulo, gobe in česen. Na zelenjavo položite kosti. Paradižnik zmešajte v kuhinjskem robotu do gladkega. Paradižnik razporedite po kosti, da se obloži (nič hudega, če nekaj pireja kaplja na ponev in zelenjavo). Pečemo 1 do 1 1/2 uro oziroma dokler kosti ne postanejo temno rjave in zelenjava karamelizirana. Kosti in zelenjavo prenesite v 10- do 12-litrsko pečico ali lonec. (Če nekaj paradižnikove mešanice karamelizira na dnu ponve, dodajte 1

skodelico vroče vode v ponev in postrgajte morebitne grudice. Tekočino prelijte po kosteh in zelenjavi ter zmanjšajte količino vode za 1 skodelico. .

2. Mešanico na srednje močnem ognju počasi zavrite. Zmanjša toploto; Juho pokrijte in med občasnim mešanjem kuhajte 8 do 10 ur.

3. Juho precedite; Zavrzite kosti in zelenjavo. sveža juha; Juho prenesite v posode za shranjevanje in hranite v hladilniku do 5 dni; zamrzniti do 3 mesece. *

Navodila za počasno kuhanje: Za 6- do 8-litrski počasni kuhalnik uporabite 1 funt govejih kosti, 3 korenčke, 3 palčke zelene, 1 rumeno čebulo in 1 strok česna. Pasirajte 1 paradižnik in naribajte kosti. Kuhajte po navodilih in dodajte kosti in zelenjavo v počasni kuhalnik. Karamelizirane paradižnike naribajte po navodilih in dodajte v počasen kuhalnik. Dodajte toliko vode, da pokrije. Pokrijte in kuhajte na močnem ognju, dokler juha ne zavre, približno 4 ure. Zmanjšajte do vrenja; Kuhajte od 12 do 24 ur. precedite juho; Zavrzite kosti in zelenjavo. Shranjujte po navodilih.

*Namig: Da bi juho zlahka odstranili maščobo, jo čez noč v pokriti posodi shranite v hladilniku. Maščoba se dvigne na površje in tvori trdno plast, ki jo je mogoče zlahka odstraniti. Po ohlajanju se lahko juha zgosti.

NAREZANO TUNIZIJSKO SVINJSKO PLEČE, ZAČINJENO S PIKANTNIM SLADKIM KROMPIRJEM

PRIPRAVA:25 minut za pečenje: 4 ure za pečenje: 30 minut
Izkoristek: 4 porcije

TO JE ODLIČEN KROŽNIKNA HLADEN JESENSKI DAN. MESO SE V PEČICI PEČE URE IN URE, TAKO DA DOMA LEPO DIŠI IN IMATE ČAS ZA DRUGE STVARI. PEČEN KROMPIRČEK S SLADKIM KROMPIRJEM NI TAKO HRUSTLJAV KOT BELI KROMPIR, VENDAR JE SAM PO SEBI OKUSEN, ŠE POSEBEJ, ČE GA POMOČIMO V ČESNOVO MAJONEZO.

SVINJINA
  1 2½ do 3 funte pečene svinjine s kostmi
  2 žlički mletega čilija
  2 žlički mlete kumine
  1 čajna žlička kumine, rahlo zdrobljene
  1 čajna žlička mletega koriandra
  ½ žličke mlete kurkume
  ¼ čajne žličke mletega cimeta
  3 žlice oljčnega olja

POMFRI
  4 srednje veliki sladki krompirji (približno 2 funta), olupljeni in narezani na ½-palčne rezine
  ½ žličke mlete rdeče paprike
  ½ čajne žličke čebule v prahu
  ½ čajne žličke česna v prahu
  olivno olje

1 čebula, narezana na tanke rezine

Paleo Alioli (česnova majoneza) (glej<u>Recept</u>)

1. Pečico segrejte na 300°F. Z mesa odrežite maščobo. V manjši posodi zmešajte mleti čili, mleto kumino, kumino, koriander, kurkumo in cimet. Meso potresemo z mešanico začimb; Meso enakomerno podrgnite s prsti.

2. V 5- do 6-litrski močni nizozemski pečici segrejte 1 žlico oljčnega olja na srednje močnem ognju. Svinjino na vročem olju popečemo z vseh strani. Pokrijte in pecite približno 4 ure ali dokler ni zelo mehko in termometer za meso ne pokaže 190 ° F. Odstranite nizozemsko pečico iz pečice. Pustite pokrito, medtem ko pripravljate krompirček in čebulo, 1 žlico maščobe pa pustite v nizozemski pečici.

3. Zvišajte temperaturo pečice na 400 °F. Za sladki krompirček v veliki skledi zmešajte sladki krompir, preostali 2 žlici oljčnega olja, zdrobljeno rdečo papriko, čebulo v prahu in česen v prahu. pretresite, da pokrije Velik ali dva majhna pekača obložite z aluminijasto folijo; Pokapajte z dodatnim oljčnim oljem. Sladki krompir razporedite v eni plasti na pripravljene pekače. Pečemo približno 30 minut ali dokler niso mehki, pri čemer jam na polovici kuhanja enkrat obrnemo.

4. Medtem vzemite meso iz nizozemske pečice. Pokrijte z aluminijasto folijo, da ostane toplo. Odcedite morebitne kaplje in prihranite 1 žlico maščobe. Prihranjeno maščobo postavite v nizozemsko pečico. dodajte čebulo; Kuhajte na srednje močnem ognju približno 5 minut oziroma dokler se ne zmehča, občasno premešajte.

5. Svinjino in čebulo razporedite po servirnem krožniku. Z dvema vilicama razrežemo svinjino na velike kose. Postrezite vlečeno svinjino in krompirček s Paleo Aioli.

KUBANSKO SVINJSKO PLEČE NA ŽARU

PRIPRAVA:Marinirajte 15 minut: 24 ur Žar: 2 uri 30 minut
Počitek: 10 minut Izkoristek: 6 do 8 porcij

V DRŽAVI IZVORA ZNAN KOT "PEČEN PRAŠIČEK",TA SVINJSKA PEČENKA JE MARINIRANA V KOMBINACIJI SVEŽIH SOKOV CITRUSOV, ZAČIMB, MLETE RDEČE PAPRIKE IN CELEGA MLETEGA STROKA ČESNA. KUHANJE NA OGLJU PO NAMAKANJU ČEZ NOČ V MARINADI JI DAJE NEVERJETEN OKUS.

1 glavica česna, ločena, olupljena in sesekljana stroka
1 skodelica grobo sesekljane čebule
1 skodelica olivnega olja
1⅓ skodelice svežega limoninega soka
⅔ skodelice svežega pomarančnega soka
1 žlica mlete kumine
1 žlica posušenega origana, sesekljanega
2 žlički sveže mletega črnega popra
1 čajna žlička mlete rdeče paprike
1 4- do 5-kilogramska svinjska pečenka brez kosti

1. Za marinado ločite česen na stroke. očistite in narežite nageljnove žbice; dajte v veliko skledo. Dodajte čebulo, olivno olje, limonin sok, pomarančni sok, kumino, origano, črni poper in zdrobljeno rdečo papriko. Dobro premešamo in rezerviramo.

2. Svinjski zrezek z nožem za izkoščanje globoko prebodemo. Zrezek previdno položimo v marinado, da

vpije čim več tekočine. Posodo tesno pokrijte s plastično folijo. Marinirajte v hladilniku 24 ur in enkrat obrnite.

3. Odstranite svinjino iz marinade. Marinado vlijemo v srednje veliko ponev. zavrite; Pustimo vreti 5 minut. Odstavimo s štedilnika in pustimo, da se ohladi. Dati na stran.

4. Za žar na oglje položite srednje vroče oglje okoli ponve. Preverite ponev na srednjem ognju. Meso položite na rešetko nad pladenj za odcejanje. Pokrijte in pecite na žaru 2½ do 3 ure ali dokler termometer s takojšnjim odčitavanjem ne pokaže 140 °F na sredini zrezka. (Za plinski žar predhodno segrejte žar. Zmanjšajte toploto na srednje nizko. Nastavite za indirektno kuhanje. Meso položite na rešetko nad ugasnjenim gorilnikom. Pokrijte tudi žar, kot je navedeno.) Odstranite meso z žara. Pokrijte z aluminijasto folijo in pustite počivati 10 minut pred rezanjem ali lupljenjem.

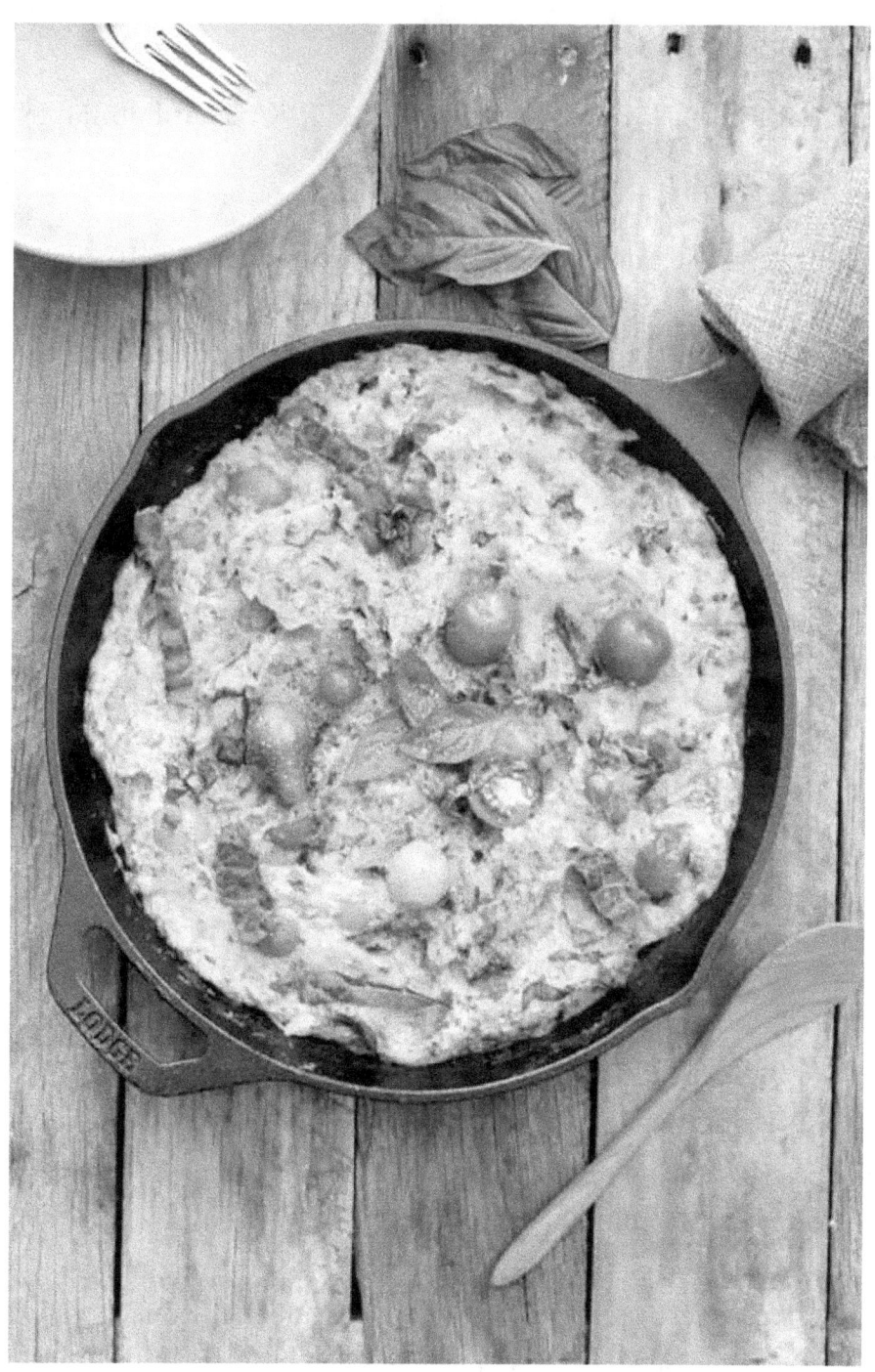

ITALIJANSKA NARIBANA SVINJSKA PEČENKA Z ZAČIMBAMI IN ZELENJAVO

PRIPRAVA: 20 minut Pečenje: 2 uri 25 minut Počitek: 10 minut
Izkoristek: 8 porcij

"SVEŽE JE BOLJŠE" JE DOBRA MANTRA. SLEDITI, KO GRE ZA KUHANJE VEČINO ČASA. SO PA POSUŠENA ZELIŠČA ZELO PRIMERNA ZA NATIRANJE MESA. KO SO ZELIŠČA POSUŠENA, SO NJIHOVI OKUSI KONCENTRIRANI. SVOJE OKUSE SPROSTIJO, KO PRIDEJO V STIK Z VLAGO V MESU, KOT PRI TEM ITALIJANSKEM ZREZKU, ZAČINJENEM S PETERŠILJEM, KOROMAČEM, ORIGANOM, ČESNOM IN ZDROBLJENIMI KOSMIČI RDEČE PAPRIKE.

2 žlici sesekljanega posušenega peteršilja
2 žlici zdrobljenih semen komarčka
4 čajne žličke zdrobljenega posušenega origana
1 čajna žlička sveže mletega črnega popra
½ žličke mlete rdeče paprike
4 stroki česna, sesekljani
1 4 kg svinjskega plečeta s kostmi
1 do 2 žlici oljčnega olja
1¼ skodelice vode
2 srednji čebuli, olupljeni in narezani na rezine
1 velika čebulica komarčka, obrezana, posejana in narezana
2 kilograma brstičnega ohrovta

1. Pečico segrejte na 325°F. V majhni skledi zmešajte peteršilj, semena koromača, origano, črni poper, zdrobljeno rdečo papriko in česen. dati na stran.

Svinjsko pečenko po potrebi razredčimo. Z mesa odrežite maščobo. Z začimbno mešanico natrite meso z vseh strani. Po želji zrezek še enkrat zavežite, da se drži skupaj.

2. V nizozemski pečici segrejte olje na srednje močnem ognju. Na segretem olju popečemo meso z vseh strani. Odcedite maščobo. Okoli zrezka nalijte vodo v nizozemsko pečico. Odkrito pražimo 1 uro in pol. Čebulo in koromač razporedite po svinjski pečenki. Pokrijemo in pražimo še 30 minut.

3. Medtem brstičnemu ohrovtu obrežite stebla in odstranite vse ovenele zunanje liste. Brstični ohrovt razpolovimo. Brstični ohrovt damo v nizozemsko pečico in ga razporedimo po drugi zelenjavi. Pokrijte in pecite še 30 do 35 minut oziroma dokler se zelenjava in meso ne zmehčata. Meso položimo na servirni krožnik in pokrijemo z aluminijasto folijo. Pustite počivati 15 minut pred rezanjem. Prelijte zelenjavo s sokom iz ponve. Z žlico z režami odstranite zelenjavo s krožnika ali servirne sklede. pokrijte, da ostane toplo.

4. Z veliko žlico posnemite maščobo iz sokov iz ponve. Preostali sok iz ponve prelijte skozi cedilo. Svinjino prerežemo in odstranimo kost. Meso postrezite z zelenjavo in sokom iz ponve.

SVINJSKI FILE V POCASNI PECICI

PRIPRAVA: 20 minut v počasnem kuhalniku: 8 do 10 ur (nizko) ali 4 do 5 ur (visoko) Izkoristek: 8 obrokov

S KUMINO, KORIANDROM, ORIGANOM, PARADIŽNIKOM, MANDLJI, ROZINAMI, ČILIJEM IN ČOKOLADOTA BOGATA IN OKUSNA OMAKA IMA VELIKO ZA TO, V DOBREM SMISLU. JE IDEALEN OBROK ZA ZAČETEK JUTRA PRED ZAČETKOM DNEVA. KO PRIDETE DOMOV, JE VEČERJA SKORAJ PRIPRAVLJENA IN VAŠA HIŠA ČUDOVITO DIŠI.

- 1 svinjski hrbet brez kosti 3 kg
- 1 skodelica grobo sesekljane čebule
- 3 stroki česna, narezani na rezine
- 1½ skodelice juhe iz govejih kosti (glej Recept), piščančja kostna juha (glej Recept) ali piščančje ali goveje juhe brez dodane soli
- 1 žlica mlete kumine
- 1 žlica mletega koriandra
- 2 žlički sesekljanega posušenega origana
- 1 15-unčna pločevinka paradižnika, narezanega na kocke, brez dodane soli, odcejen
- 16-unčna pločevinka paradižnikove paste brez dodane soli
- ½ skodelice narezanih mandljev, opečenih (glej nasvet)
- ¼ skodelice nežveplanih rozin ali zlatega ribeza
- 2 unči nesladkane čokolade (kot so Scharffen Berger 99% kakavove ploščice), grobo narezane
- 1 cel posušen ancho ali chipotle čili
- 2 4-palčne cimetove palčke
- ¼ skodelice sesekljanega svežega cilantra

1 avokado, olupljen, brez semen in narezan na tanke rezine
1 limono narežite na rezine
⅓ skodelice nesoljenih praženih zelenih bučnih semen (neobvezno) (glejte<u>nasvet</u>)

1. Svinjski pečenki odrežite maščobo. Po potrebi obrežite meso, da se prilega v 5- do 6-litrski počasen kuhalnik. dati na stran.

2. V počasnem kuhalniku zmešajte čebulo in česen. V stekleni merilni skodelici za 2 skodelici zmešajte juho iz govejih kosti, kumino, koriander in origano. prilijemo na štedilnik. Dodamo na kocke narezan paradižnik, paradižnikovo pasto, mandlje, rozine, čokolado, posušen čili in cimetove palčke. Meso pristavimo na kuhalnik. Na vrh vlijemo malo paradižnikove mešanice. Pokrijte in kuhajte pri nizki temperaturi 8 do 10 ur ali pri visoki temperaturi 4 do 5 ur ali dokler se svinjina ne zmehča.

3. Svinjino prenesite na desko za rezanje; Rahlo se ohladi. Z dvema vilicama razrežemo meso na koščke. Meso pokrijemo z aluminijasto folijo in odstavimo.

4. Odstranite in zavrzite posušeno papriko in cimetove palčke. Z veliko žlico posnamemo maščobo iz paradižnikove mešanice. Paradižnikovo mešanico prenesite v mešalnik ali predelovalec hrane. Pokrijte in mešajte ali obdelajte, dokler ni skoraj gladka. Dodajte svinjino in omako v počasni kuhalnik. Pred serviranjem hranite na nizkem toplem do 2 uri.

5. Tik pred serviranjem dodajte koriander. Krto postrezite v skledicah in ga okrasite z rezinami avokada, rezinami limone in po želji z bučnimi semeni.

BUČNA IN SVINJSKA ENOLONČNICA, ZAČINJENA S KUMINO

PRIPRAVA:Kuhajte 30 minut: 1 ura Dobitek: 4 porcije

ZAČINJENA GORČIČNO ZELENA IN BUČNATEJ ENOLONČNICI, ZAČINJENI Z VZHODNOEVROPSKIMI OKUSI, DODAJTE ŽIVAHNE BARVE IN OBILICO VITAMINOV TER VLAKNIN IN FOLNE KISLINE.

1 1¼ do 1½ kg pečenih svinjskih hrbet
1 žlica popra
1 žlica kumine, drobno sesekljane
2 žlički suhe gorčice
¼ čajne žličke kajenskega popra
2 žlici rafiniranega kokosovega olja
8 unč svežih gob, narezanih na tanke rezine
2 stebli zelene, prečno narezani na 1-palčne rezine
1 manjša rdeča čebula, narezana na tanke rezine
6 strokov česna, sesekljanih
5 skodelic piščančje kostne juhe (glej<u>Recept</u>) ali nesoljene piščančje juhe
2 skodelici olupljene, na kocke narezane buče
3 skodelice na debelo narezanega gorčičnega zelenja ali kapesant
2 žlici sveže sesekljanega žajblja
¼ skodelice svežega limoninega soka

1. Svinjini odrežite maščobo. Svinjino narežite na 1½-palčne kocke; dajte v veliko skledo. V manjši skledici zmešamo papriko, kumino, suho gorčico in kajenski

poper. Razporedite po svinjini in enakomerno razporedite.

2. V 4- do 5-litrski ponvi segrejte kokosovo olje na srednje močnem ognju. Dodajte polovico mesa; kuhajte, dokler ne porjavi, občasno premešajte. Meso odstranite iz ponve. Ponovite s preostalim mesom. meso odstavimo.

3. Postavite gobe, zeleno, rdečo čebulo in česen v nizozemsko pečico. Med občasnim mešanjem kuhamo 5 minut. Vrnite meso v nizozemsko pečico. Previdno prilijte juho iz piščančjih kosti. zavrite; Zmanjšuje toploto. Pokrijte in na majhnem ognju kuhajte 45 minut. Dodajte bučo. Pokrijte in dušite še 10 do 15 minut oziroma dokler se svinjina in buča ne zmehčata. Dodajte gorčično zelenje in žajbelj. Kuhajte 2-3 minute oziroma dokler se zelenjava ne zmehča. Dodajte limonin sok.

MESO POLNJENO S SADJEM Z ZGANO OMAKO

PRIPRAVA: 30 minut kuhanje: 10 minut praženje: 1 ura 15 minut počitek: 15 minut donos: 8 do 10 obrokov

TA ELEGANTEN ZREZEK JE KOT NALAŠČ ZAPOSEBNA PRILOŽNOST ALI DRUŽINSKO SREČANJE, ZLASTI JESENI. NJEGOVE AROME (JABOLKA, MUŠKATNI OREŠČEK, SUHO SADJE IN OREŠČKI) ZAJAMEJO BISTVO LETOŠNJE SEZONE. POSTREZITE S PIREJEM IZ SLADKEGA KROMPIRJA, BRUSNIČNO SOLATO IN PEČENO PESO (GL<u>RECEPT</u>).

PEČENO MESO
- 1 žlica oljčnega olja
- 2 skodelici narezanih in olupljenih jabolk Granny Smith (približno 2 srednji)
- 1 šalotka, drobno sesekljana
- 1 žlica sveže sesekljanega timijana
- ¾ čajne žličke sveže mletega črnega popra
- ⅛ čajne žličke mletega muškatnega oreščka
- ½ skodelice sesekljanih posušenih nežveplanih marelic
- ¼ skodelice sesekljanih pekanov, opečenih (glej<u>nasvet</u>)
- 1 skodelica piščančje kostne juhe (glej<u>Recept</u>) ali nesoljene piščančje juhe
- 1 3 kg svinjske pečenke brez kosti (en hrbet)

OMAKA IZ ZGANJA
- 2 žlici jabolčnega mošta
- 2 žlici žganja
- 1 čajna žlička dijonske gorčice (glej<u>Recept</u>)
- sveže mlet črni poper

1. Za nadev segrejte oljčno olje v veliki ponvi na srednje močnem ognju. Dodajte jabolka, šalotko, timijan, ¼ čajne žličke popra in muškatni orešček; Kuhajte 2 do 4 minute ali dokler se jabolka in šalotka ne zmehčajo in rahlo porjavijo, občasno premešajte. Dodamo marelice, orehe in 1 žlico jušne osnove. Odkrito kuhamo 1 minuto, da se marelice zmehčajo. Odstavite s štedilnika in odstavite.

2. Pečico segrejte na 325°F. Svinjsko pečenko namažite z maslom tako, da sredino pečenke prerežete po dolžini in zarežete pol centimetra navzdol na drugi strani. Delite zrezek. Postavite nož v V-rez, tako da je obrnjen vodoravno na eno stran V-ja, in odrežite pol palca stran od strani. Ponovite na drugi strani V. Zrezek razprostremo in pokrijemo s plastično folijo. Zrezek potolčemo od sredine proti robovom s kladivom za meso, dokler ni debel približno 1 cm. Odstranite in zavrzite plastični ovoj. Nadev premažemo po zrezku. Začnite s krajšo stranjo in zvijte zrezek v spiralo. Na več mestih zavežite s kuhinjsko vrvico iz 100 % bombaža, da bo zrezek držal skupaj.

3. Zrezek položite na rešetko v manjši pekač. V sredino zrezka (ne v nadev) vstavite termometer za pečico. Pecite na žaru, nepokrito, 1 uro, 15 minut do 1 uro, 30 minut ali dokler termometer ne pokaže 145 °F. Odstranite zrezek in ga ohlapno pokrijte z aluminijasto folijo; Pustite počivati 15 minut pred rezanjem.

4. Medtem za žgano omako v ponev vmešajte preostalo osnovo in jabolčni mošt ter premešajte, da postrgate

morebitne porjavele koščke. Odcedek precedite v srednje veliko ponev. zavrite; kuhajte približno 4 minute ali dokler se omaka ne zmanjša za eno tretjino. Dodajte žganje in dijonsko gorčico. Začinite z dodatnim poprom. Omako postrežemo k svinjski pečenki.

SVINJSKA PEČENKA PORCHETTA

PRIPRAVA:Marinirano 15 minut: Počitek čez noč: 40 minut
Pečenje: 1 ura Donos: 6 obrokov

TRADICIONALNA ITALIJANSKA PORCHETTA(V AMERIŠKI ANGLEŠČINI VČASIH NAPISANO PORKETTA) JE ODOJEK BREZ KOSTI, POLNJEN S ČESNOM, KOROMAČEM, POPROM IN ZELIŠČI, KOT STA ŽAJBELJ ALI ROŽMARIN, NATO PA NABODEN IN PEČEN NA LESNEM OGNJU. OBIČAJNO JE TUDI ZELO SLAN. TA PALEO RAZLIČICA JE POENOSTAVLJENA IN ZELO OKUSNA. ČE ŽELITE, ŽAJBELJ NADOMESTITE S SVEŽIM ROŽMARINOM ALI UPORABITE MEŠANICO OBEH ZELIŠČ.

- 1 svinjski file brez kosti, 2-3 funte
- 2 žlici komarčkovih semen
- 1 čajna žlička črnega popra v zrnu
- ½ žličke mlete rdeče paprike
- 6 strokov česna, sesekljanih
- 1 žlica drobno sesekljane pomarančne lupine
- 1 žlica sveže sesekljanega žajblja
- 3 žlice oljčnega olja
- ½ skodelice suhega belega vina
- ½ skodelice piščančje kostne juhe (glej[Recept](Recept)) ali nesoljene piščančje juhe

1. Svinjsko pečenko vzamemo iz hladilnika; Pustite na sobni temperaturi 30 minut. V majhni ponvi pražite semena koromača na srednje močnem ognju, pogosto mešajte, približno 3 minute ali dokler ne potemnijo in zadišijo; hladno. Dajte ga v mlinček za začimbe ali čist mlinček za kavo. Dodamo poprova zrna in mleto rdečo papriko.

Zmeljemo do srednje fine konsistence. (Ne meljite v prah.)

2. Pečico segrejte na 325°F. V majhni skledi zmešajte mlete začimbe, česen, pomarančno lupinico, žajbelj in olivno olje, dokler ne dobite gladkega. Svinjsko pečenko položite na rešetko v majhni ponvi. Zmes vtrite po svinjini. (Če želite, začinjeno svinjino položite v stekleno posodo velikosti 9 × 13 × 2 palcev. Pokrijte s plastično folijo in čez noč postavite v hladilnik, da se marinira. Pred kuhanjem meso prenesite v ponev in pustite na sobni temperaturi 30 minut pred kuhanjem.)

3. Svinjino pecite 1 do 1½ ure ali dokler termometer s takojšnjim odčitavanjem ne pokaže 145 °F na sredini pečenke. Steak položimo na desko za rezanje in pokrijemo z aluminijasto folijo. Pustite počivati 10-15 minut pred rezanjem.

4. Medtem nalijte sok iz ponve v stekleno merilno skodelico. Odstranite maščobo z vrha; dati na stran. Ponev pristavimo na kuhalnik. V ponev vlijemo vino in piščančjo osnovo. Zavremo na srednje močnem ognju in mešamo, da postrgamo morebitne porjavele koščke. Kuhajte približno 4 minute oziroma dokler se mešanica nekoliko ne zreducira. Dodajte rezervirane sokove; Breme. Svinjino narežemo in postrežemo z omako.

DUSEN SVINJSKI FILE S TOMATILLOM

PRIPRAVA: 40 minut Praženje: 10 minut Kuhanje: 20 minut Pečenje: 40 minut Stojenje: 10 minut Izkoristek: 6 do 8 obrokov

PARADIZNIK IMA LEPLJIVO IN SOCNO KOZO. POD SVOJIMI PAPIRNATIMI LUPINAMI. KO ODSTRANITE KOZO, JIH NA HITRO SPERITE POD TEKOCO VODO IN PRIPRAVLJENI SO ZA UPORABO.

- 1 kilogram paradižnikov, olupljenih, pecljevih in sploščenih
- 4 paprike serrano, brez pecljev, semen in prepolovljene (glej<u>nasvet</u>)
- 2 jalapeños, brez pecljev, semen in prepolovljen (glej<u>nasvet</u>)
- 1 velika rumena paprika brez pecljev, semen in razpolovljena
- 1 velika oranžna paprika brez pecljev, semen in prepolovljena
- 2 žlici oljčnega olja
- 1 2 do 2½ funtov svinjske pečenke brez kosti
- 1 večjo rumeno čebulo očistimo, razpolovimo in na tanko narežemo
- 4 stroki česna, sesekljani
- ¾ skodelice vode
- ¼ skodelice svežega limoninega soka
- ¼ skodelice sesekljanega svežega cilantra

1. Predgrejte žare do maksimuma. Pekač obložimo z aluminijasto folijo. Paradižnik, papriko serrano, jalapenos in papriko razporedite po pripravljenem pekaču. Pecite zelenjavo na 4 cm toplote, dokler dobro ne zogleni, občasno obrnite paradižnik in odstranite

zelenjavo, če je zoglenela, približno 10 do 15 minut. Serrano, jalapeños in paradižnik dajte v skledo. Paprike zložimo na krožnik. Zelenjavo odstavimo, da se ohladi.

2. V veliki ponvi segrejte olje na srednje močnem ognju, dokler ne zasveti. Svinjsko pečenko osušite s čistimi papirnatimi brisačkami in dodajte v ponev. Z vseh strani dobro zapečemo in pustimo, da se zrezek enakomerno zapeče. Zrezek preložimo na krožnik. Ogenj zmanjšajte na srednje. Dodajte čebulo v ponev; kuhajte in mešajte 5 do 6 minut ali dokler ne porjavi. Dodajte česen; Pustimo vreti še 1 minuto. Ponev odstavimo s štedilnika.

3. Pečico segrejte na 350°F. Za omako tomatillo zmešajte paradižnik, serranos in jalapeños v kuhinjskem robotu ali mešalniku. Pokrijte in premešajte ali enakomerno obdelajte; V ponev dodamo čebulo. Ponev ponovno postavimo na ogenj. zavrite; Kuhajte 4-5 minut oziroma dokler zmes ne postane temna in gosta. Dodajte vodo, limonin sok in koriander.

4. Tomatillo omako razporedite v majhno ponev ali 3L pravokotno ponev. V omako položite svinjsko pečenko. Tesno pokrijte z aluminijasto folijo. Pecite 40 do 45 minut ali dokler termometer s takojšnjim odčitavanjem ne pokaže 140 °F na sredini zrezka.

5. Papriko narežemo na trakove. Dodajte tomatillo omako v ponev. Gratis šotor z alu folijo; Pustite 10 minut. rezina mesa; primešamo omako. Narezano svinjino izdatno postrezite s tomatillo omako.

SVINJSKI FILE, POLNJEN Z MARELICAMI

PRIPRAVA: 20 minut Pečenje: 45 minut Počitek: 5 minut
Izkoristek: 2 do 3 porcije

2 srednji marelici, grobo narezani
2 žlici nežveplanih rozin
2 žlici sesekljanih orehov
2 žlički sveže naribanega ingverja
¼ čajne žličke mletega kardamoma
1 12-unčni svinjski file
1 žlica oljčnega olja
1 žlica dijonske gorčice (glej Recept)
¼ čajne žličke črnega popra

1. Pečico segrejte na 375°F. Pekač obložimo z aluminijasto folijo; Na pekač položimo pladenj.

2. V manjši skledi zmešajte marelice, rozine, orehe, ingver in kardamom.

3. Sredino svinjine prerežite po dolžini in pustite 1 cm na drugi strani. poleteti navzgor. Svinjino položite med dve plasti plastične folije. Z ravno stranjo kladiva za meso nežno pretlačite meso, dokler ni debelo približno 1/2 palca. Upognite hrbet, da oblikujete enakomeren pravokotnik. Meso nežno stepite, da dosežete enakomerno gostoto.

4. Marelično mešanico razporedite po svinjini. Začnite na ozkem koncu in zvijte svinjino. Zavežite s kuhinjsko vrvico iz 100 % bombaža, najprej na sredini, nato pa v intervalih po 1 cm. Steak damo na žar.

5. Zmešajte oljčno olje in dijonsko gorčico. namažemo po zrezku. Zrezek potresemo s poprom. Pecite 45 do 55 minut ali dokler termometer s takojšnjim odčitavanjem ne pokaže 140 °F na sredini zrezka. Pustite počivati 5-10 minut pred rezanjem.

SVINJSKI FILE V ZELISCNI SKORJICI S HRUSTLJAVIM CESNOVIM OLJEM

PRIPRAVA:15 minut praženja: 30 minut vretja: 8 minut počitka: 5 minut donos: 6 obrokov

- ⅓ skodelice dijonske gorčice (glejte<u>Recept</u>)
- ¼ skodelice sesekljanega svežega peteršilja
- 2 žlici sveže sesekljanega timijana
- 1 žlica sveže sesekljanega rožmarina
- ½ čajne žličke črnega popra
- 2 svinjska fileja po 12 unč
- ½ skodelice oljčnega olja
- ¼ skodelice sveže mletega česna
- ¼ do 1 čajna žlička mlete rdeče paprike

1. Pečico segrejte na 450°F. Pekač obložimo z aluminijasto folijo; Na pekač položimo pladenj.

2. V majhni skledi zmešajte gorčico, peteršilj, timijan, rožmarin in črni poper, da nastane pasta. Po vrhu in straneh svinjine razporedite mešanico gorčice in zelišč. Svinjino prenesite v pekač. damo zrezek v pečico; Znižajte temperaturo na 375°F. Pecite 30 do 35 minut ali dokler termometer s takojšnjim odčitavanjem ne pokaže 140 °F na sredini zrezka. Pustite počivati 5-10 minut pred rezanjem.

3. Medtem za česnovo olje v majhni ponvi zmešajte olivno olje in česen. Kuhajte na srednje močnem ognju 8 do 10 minut ali dokler česen ne postane zlate barve in začne hrustljati (ne pustite, da se česen zažge). Odstranite s

štedilnika; dodamo mleto rdečo papriko. svinjska rezina; Preden postrežemo, rezine pokapljamo s česnovim oljem.

INDIJSKA ZACINJENA SVINJINA S KOKOSOVIM KRUHOM

OD ZACETKA DO KONCA:20 minut pomeni: 2 porciji

3 čajne žličke karija v prahu
2 žlički nesoljene garam masale
1 čajna žlička mlete kumine
1 čajna žlička mletega koriandra
1 12-unčni svinjski file
1 žlica oljčnega olja
½ skodelice navadnega kokosovega mleka (kot je znamka Nature's Way)
¼ skodelice sesekljanega svežega cilantra
2 žlici sesekljane sveže mete

1. V manjši skledi zmešajte 2 čajni žlički karija, garam masale, kumine in koriandra. Svinjino narežite na ½-palčne rezine; Potresemo z začimbami. .

2. V veliki ponvi segrejte oljčno olje na srednje močnem ognju. Dodajte svinjske rezine v ponev; Kuhajte 7 minut in enkrat obrnite. Odstranite svinjino iz ponve. pokrijte, da ostane toplo. Za omako v ponev dodajte kokosovo mleko in preostalo 1 čajno žličko karija v prahu ter premešajte, da postrgate koščke. Kuhajte na majhnem ognju 2-3 minute. Dodajte cilantro in meto. Dodajte svinjino; kuhamo, dokler se ne segreje, svinjino prelijemo z omako.

SVINJSKI SCALOPPINI Z ZAČINJENIMI JABOLKI IN KOSTANJI

PRIPRAVA:Kuhajte 20 minut: Pripravite 15 minut: 4 porcije

- 2 svinjska fileja po 12 unč
- 1 žlica čebule v prahu
- 1 žlica česna v prahu
- ½ čajne žličke črnega popra
- 2 do 4 žlice oljčnega olja
- 2 jabolki Fuji ali Pink Lady, olupljeni, razrezani in narezani
- ¼ skodelice drobno sesekljane šalotke
- ¾ čajne žličke mletega cimeta
- ⅛ čajne žličke mletih nageljnovih žbic
- ⅛ čajne žličke mletega muškatnega oreščka
- ½ skodelice piščančje kostne juhe (glejRecept) ali nesoljene piščančje juhe
- 2 žlici svežega limoninega soka
- ½ skodelice praženega oluščenega kostanja, sesekljanega* ali sesekljanih pekan orehov
- 1 žlica sveže sesekljanega žajblja

1. Fileje diagonalno narežite na ½ cm debele rezine. Svinjske rezine položite med dve plasti plastične folije. Nežno pretlačite s ploščato stranjo kladiva za meso. Rezine potresemo s čebulo v prahu, česnom v prahu in črnim poprom.

2. V veliki ponvi segrejte 2 žlici oljčnega olja na srednje močnem ognju. Svinjino kuhajte v serijah 3 do 4 minute, enkrat obrnite in po potrebi dodajte olje. Prenesite svinjino na krožnik; pokrijte in hranite na toplem.

3. Povečajte toploto na srednje visoko. Dodajte jabolka, šalotko, cimet, nageljnove žbice in muškatni oreščasek. Zavremo in mešamo 3 minute. Dodamo juho iz piščančjih kosti in limonin sok. Pokrijte in kuhajte 5 minut. Odstranite s štedilnika; Dodamo kostanj in žajbelj. Jabolčno mešanico postrezite čez svinjino.

*Opomba: Za pečenje kostanja pečico segrejte na 400°F. Na eni strani kostanjeve lupine zarežite X. To omogoča, da se lupina med kuhanjem odlepi. Kostanj položite na pekač in pecite 30 minut oziroma dokler se lupine ne ločijo od oreščkov in se oreščki ne zmehčajo. Pečen kostanj zavijemo v čisto kuhinjsko krpo. Rumenkasto belim orehom odstranimo lupine in kožo.

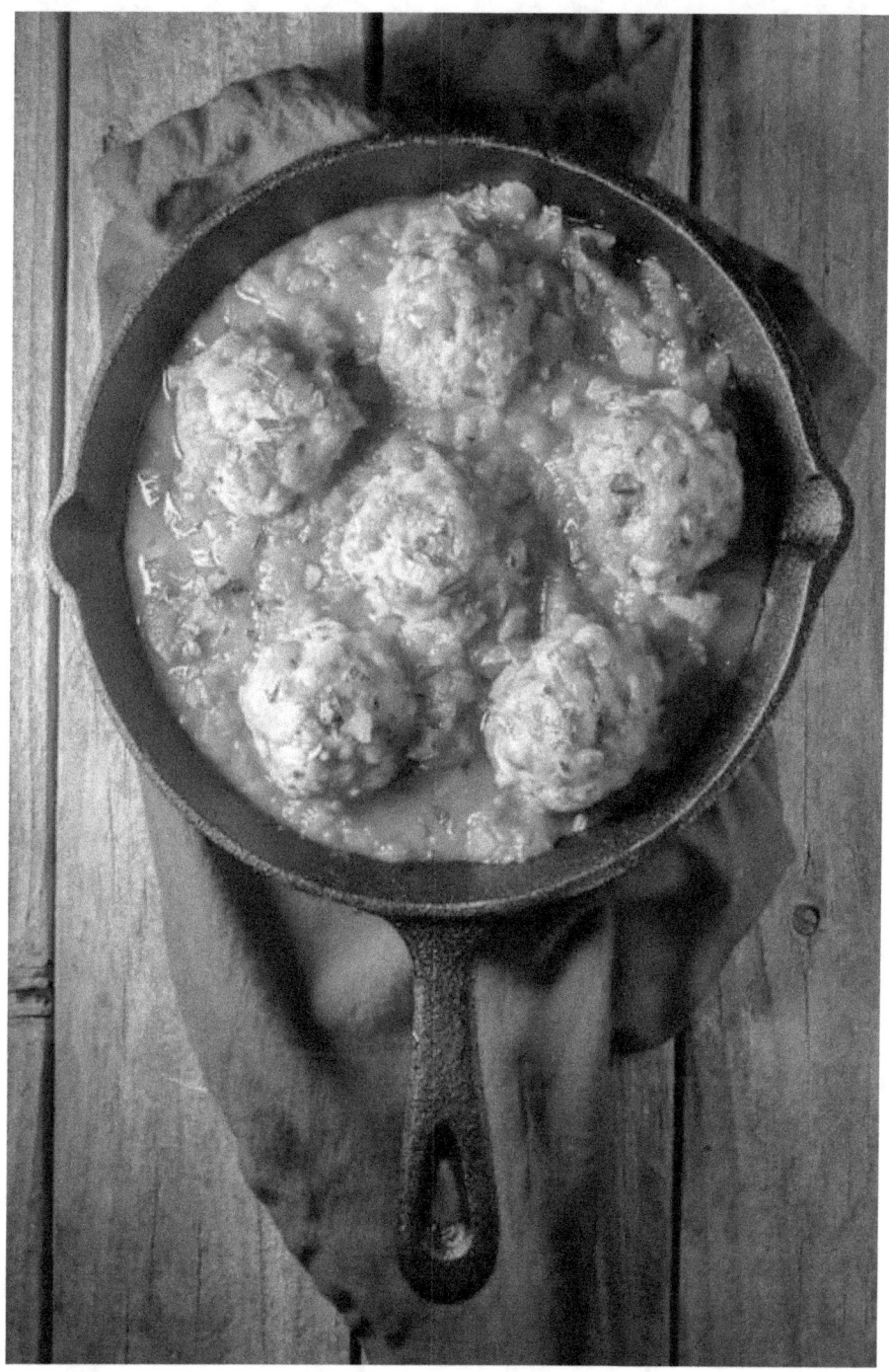

PRAŽENA SVINJSKA FAJITA

PRIPRAVA:Kuhajte 20 minut: Pripravite 22 minut: 4 porcije

1 funt svinjske fileje, narezan na 2-palčne trakove
3 žlice nesoljene začimbe fajita ali mehiške začimbe (glejteRecept)
2 žlici oljčnega olja
1 majhna čebula, narezana na tanke rezine
½ rdeče paprike, izkoščičene in narezane na tanke rezine
½ pomarančne paprike, brez koščic in na tanke rezine
1 jalapeno, pecelj in narezan na tanke rezine (glejnasvet) (Neobvezno)
½ čajne žličke kumine
1 skodelica na tanko narezane sveže gobe
3 žlice svežega limoninega soka
½ skodelice sveže sesekljanega cilantra
1 avokado, izkoščičen, olupljen in narezan na kocke
Želena omaka (glejrecept)

1. Svinjino potresemo z 2 žlicama začimbe fajita. V zelo veliki ponvi segrejte 1 žlico olja na srednje močnem ognju. Dodajte polovico svinjine; kuhajte in mešajte približno 5 minut ali dokler niso več rožnati. Meso damo v skledo in pokrijemo, da ostane toplo. Ponovite s preostalim oljem in svinjino.

2. Ogrevanje nastavite na srednje. Dodajte preostalo žlico začimbe fajita, čebulo, papriko, jalapeno in kumino. Kuhajte in mešajte približno 10 minut oziroma dokler se zelenjava ne zmehča. V ponev damo vse meso in morebitne nabrane sokove. Dodamo gobe in limonin

sok. Kuhajte, dokler se ne segreje. Ponev odstavimo s štedilnika. Dodajte cilantro. Postrezite z avokadom in omako po izbiri.

SVINJSKI HRBET S PORTOVCEM IN SLIVAMI

PRIPRAVA:10 minut pečenja: 12 minut počitka: 5 minut izkupiček: 4 porcije

PORTOVEC JE ALKOHOLIZIRANO VINO.TO POMENI, DA JE BILO DODANO ŽGANJE, PODOBNO ŽGANJU, DA SE USTAVI PROCES FERMENTACIJE. TO POMENI, DA VSEBUJE VEČ OSTANKOV SLADKORJA KOT NAMIZNO RDEČE VINO IN JE POSLEDIČNO SLAJŠEGA OKUSA. NI NEKAJ, KAR BI ŽELELI PITI VSAK DAN, A MALO ZA KUHANJE JE V REDU.

2 svinjska fileja po 12 unč

2½ čajne žličke mletega koriandra

¼ čajne žličke črnega popra

2 žlici oljčnega olja

1 šalotka, narezana

½ skodelice portovca

½ skodelice piščančje kostne juhe (glej Recept) ali nesoljene piščančje juhe

20 izkoščičenih suhih sliv (sliv)

½ žličke mlete rdeče paprike

2 žlički sveže sesekljanega pehtrana

1. Pečico segrejte na 400°F. Svinjino potresemo z 2 žličkama koriandra in črnega popra.

2. V veliki ponvi, odporni na pečico, segrejte olivno olje na srednje močnem ognju. V ponev dodamo filet. Zapečemo z vseh strani in enakomerno zapečemo približno 8 minut. Pekač postavimo v pečico. Pecite nepokrito približno 12 minut ali dokler termometer s

takojšnjim odčitavanjem ne pokaže 140 °F na sredini zrezka. Fileje prestavimo na desko za rezanje. Pokrijemo s folijo in pustimo počivati 5 minut.

3. Medtem za omako iz ponve odlijemo maščobo, prihranimo 1 žlico. Šalotko kuhajte v rezerviranih kroglicah v ponvi na srednje močnem ognju približno 3 minute ali dokler ni zlato rjava in mehka. V ponev dodajte portovec. Zavremo in mešamo, da postrgamo vse porjavele koščke. Dodajte juho iz piščančjih kosti, suhe slive, zdrobljeno rdečo papriko in preostalo ½ čajne žličke cilantra. Kuhajte na srednje močnem ognju približno 1-2 minuti, da se nekoliko zmanjša. Dodamo pehtran.

4. Svinjino narežite in postrezite s suhimi slivami in salso.

SVINJINA V SLOGU MOO SHU V SOLATNIH SKLEDAH S HITRO VLOŽENO ZELENJAVO

OD ZAČETKA DO KONCA: 45 minut **pomeni:** 4 obroke

ČE BI IMELI TRADICIONALNO JED MOO SHU V KITAJSKI RESTAVRACIJI BOSTE VEDELI, DA GRE ZA SLAN NADEV IZ MESA IN ZELENJAVE, KI GA JESTE V TANKIH PALAČINKAH S SLADKO SLIVOVO ALI HOISIN OMAKO. TA LAŽJA, BOLJ SVEŽA PALEO RAZLIČICA VSEBUJE SVINJINO, BOK CHOY IN GOBE ŠITAKE, PREPRAŽENE V INGVERJU IN ČESNU TER POSTREŽENE V ZAVITKIH ZELENE SOLATE S HRUSTLJAVIMI KUMARICAMI.

VLOŽENA ZELENJAVA
- 1 skodelica juliened korenja
- 1 skodelica julien redkev daikon
- ¼ skodelice rdeče čebule
- 1 skodelica nesladkanega jabolčnega soka
- ½ skodelice jabolčnega kisa

SVINJINA
- 2 žlici oljčnega olja ali rafiniranega kokosovega olja
- 3 jajca, rahlo stepena
- 8 unč svinjskega fileja, narezanega na 2 × ½-palčne trakove
- 2 žlički svežega mletega ingverja
- 4 stroki česna, sesekljani
- 2 skodelici tanko narezanega zelja Napa
- 1 skodelica na tanke rezine narezanih gob šitake
- ¼ skodelice na tanke rezine narezane mlade čebule

8 listov bostonske solate

1. Za hitre kisle kumarice zmešajte korenje, daikon in čebulo v veliki skledi. Za slanico segrejte jabolčni sok in kis v ponvi do pare. Zelenjavo v skledi prelijemo s slanico; pokrijte in ohladite do serviranja.

2. V veliki ponvi segrejte 1 žlico olja na srednje močnem ognju. Jajca rahlo stepemo z metlico. dajte jajca v ponev; kuhajte brez mešanja, dokler ni popolnoma strjeno, približno 3 minute. Z gibljivo lopatko nežno obrnite jajce in specite še drugo stran. Odstranite jajce iz ponve na krožnik.

3. Ponovno segrejte ponev. dodajte preostalo 1 žlico olja. Dodajte svinjske trakce, ingver in česen. Kuhajte in mešajte na srednje močnem ognju približno 4 minute ali dokler svinjina ni več rožnata. Dodamo zelje in gobe; med mešanjem kuhajte približno 4 minute ali dokler zelje ne oveni, gobe niso mehke in svinjina ni kuhana. Ponev odstavimo s štedilnika. Kuhano jajce narežemo na trakove. Nežno vmešajte jajčne lističe in drobnjak v mešanico svinjine. Postrezite na listih zelene solate in na vrhu položite vloženo zelenjavo.

SVINJSKI KOTLETI Z MAKADAMIJO, ŽAJBLJEM, FIGAMI IN PIREJEM IZ SLADKEGA KROMPIRJA

PRIPRAVA:Kuhajte 15 minut: Pripravite 25 minut: 4 porcije

ZRAVEN PIRE SLADKI KROMPIR,TI SOČNI KOTLETI Z ŽAJBLJEM SO KOT NALAŠČ ZA JESENSKO KUHANJE IN SE HITRO SESTAVIJO, ZARADI ČESAR SO POPOLNI ZA NAPOREN TEDENSKI VEČER.

- 4 svinjski kotleti brez kosti, narezani na 1¼ palca debelo
- 3 žlice sveže sesekljanega žajblja
- ¼ čajne žličke črnega popra
- 3 žlice olja makadamije
- 2 kg sladkega krompirja, olupljenega in narezanega na 1 cm velike kose
- ¾ skodelice sesekljanih orehov makadamije
- ½ skodelice sesekljanih suhih fig
- ⅓ skodelice goveje kostne juhe (glejRecept) ali goveja juha brez dodane soli
- 1 žlica svežega limoninega soka

1. Svinjske kotlete na obeh straneh potresemo z 2 žlicama žajblja in poprom. zdrgnite s prsti. V veliki ponvi segrejte 2 žlici olja na srednje močnem ognju. Dodajte kotlete v ponev; Kuhajte 15 do 20 minut ali dokler niso kuhani (145 °F), pri čemer jih na polovici kuhanja enkrat obrnite. Prenesite kotlete na krožnik; pokrijte, da ostane toplo.

2. V veliki ponvi zmešajte sladki krompir in toliko vode, da pokrije. zavrite; Zmanjšuje toploto. Pokrijte in dušite 10

do 15 minut oziroma dokler se krompir ne zmehča. Krompir odcedimo. Krompirju dodamo preostalo žlico olja makadamije in kremasto pretlačimo. ohranjanje toplega

3. Za omako v ponev dodamo makadamije. Kuhajte na zmernem ognju, dokler niso popraženi. Dodamo suhe fige in preostalo žlico žajblja; Pustimo vreti 30 sekund. V ponev dodajte juho iz govejih kosti in limonin sok ter premešajte, da postrgate porjavele koščke. Z omako prelijemo svinjske kotlete in postrežemo s pirejem iz sladkega krompirja.

PEČENI SVINJSKI KOTLETI Z ROŽMARINOM IN SIVKO S PRAŽENIM GROZDJEM IN OREHI

PRIPRAVA: Kuhajte 10 minut: Cvrite 6 minut: Pripravite 25 minut: 4 porcije

GROZDJE PREPRAŽIMO S SVINJSKIMI KOTLETI. OKREPI NJEGOVO AROMO IN SLADKOBO. SKUPAJ S HRUSTLJAVO OPEČENIMI OREHI IN KANČKOM SVEŽEGA ROŽMARINA SO ČUDOVIT PRELIV ZA TE KREPKE KOTLETE.

2 žlici sveže sesekljanega rožmarina
1 žlica zmešane sveže sivke
½ čajne žličke česna v prahu
½ čajne žličke črnega popra
4 svinjski kotleti, narezani na 1¼-palčne debele rezine (približno 3 funte)
1 žlica oljčnega olja
1 velika šalotka, narezana na tanke rezine
1½ skodelice rdečega in/ali zelenega grozdja brez pečk
½ skodelice suhega belega vina
¾ skodelice grobo sesekljanih orehov
sesekljajte svež rožmarin

1. Pečico segrejte na 375°F. V majhni skledi zmešajte po 2 žlici rožmarina, sivke, česna v prahu in popra. Mešanico zelišč enakomerno vtrite v svinjske kotlete. V zelo veliki ponvi, odporni na pečico, segrejte oljčno olje na srednje močnem ognju. Dodajte kotlete v ponev; Kuhajte 6-8 minut ali dokler ne porjavi na obeh straneh. Prenesite kotlete na krožnik; Pokrijemo z aluminijasto folijo.

2. V ponev dodajte šalotko. Kuhajte in mešajte na srednjem ognju 1 minuto. Dodajte grozdje in vino. Kuhajte še 2 minuti in mešajte, da postrgate morebitne porjavele koščke. Svinjske kotlete vrnite v ponev. Pekač postavimo v pečico. Pečemo 25 do 30 minut ali dokler so kotleti pečeni (145 °F).

3. Medtem na plitek pekač razporedimo orehe. Postavite v pečico s kotleti. Pražimo približno 8 minut oziroma do zlato rjave barve in enkrat premešamo, da se enakomerno ocvre.

4. Za serviranje svinjske kotlete obložite s popečenim grozdjem in orehi. Dodatno potresemo s svežim rožmarinom.

FIORENTINA SVINJSKI KOTLETI Z BROKOLIJEM NA ŽARU

PRIPRAVA:20 minut Pečenje na žaru: 20 minut Mariniranje: 3 minute Izkoristek: 4 porcijeFOTOGRAFIJA

"KRILO FIORENTINE"KAR V BISTVU POMENI "V SLOGU FIRENC". TA RECEPT TEMELJI NA BISTECCA ALLA FIORENTINA, TOSKANSKI T-KOSTI, PEČENI NA LESENEM OGNJU Z NAJPREPROSTEJŠIMI OKUSI, OBIČAJNO SAMO Z OLJČNIM OLJEM, SOLJO, ČRNIM POPROM IN NEKAJ SVEŽIMI LIMONINIMI OŽEMI ZA ZAKLJUČEK.

1 kilogram brokolijeve rabe

1 žlica oljčnega olja

4 6- do 8-unč svinjski kotleti s kostmi, narezani na 1½ do 2 palca debelo

Grobo mlet črni poper

1 limona

4 stroke česna, narezane na tanke rezine

2 žlici sveže sesekljanega rožmarina

6 listov svežega žajblja, sesekljanih

1 čajna žlička mlete rdeče paprike (ali po okusu)

½ skodelice oljčnega olja

1. V veliki ponvi kuhajte brokoli Rabe v vreli vodi 1 minuto. Takoj prestavite v skledo z ledeno vodo. Ko se uhladi, odcedite brokoli na pekač, obložen s papirnatimi brisačami, in čim bolj posušite z dodatnimi papirnatimi brisačkami. Odstranite papirnate brisače iz pekača. Brokoli pokapajte z 1 žlico olivnega olja in premešajte. pustite na stran, dokler ni pripravljen za žar.

2. Svinjske kotlete z obeh strani potresemo z grobo mletim poprom. dati na stran. Z lupilcem zelenjave odstranite trakove lupine limone (limono rezervirajte za drugo uporabo). Na velik servirni krožnik razporedite trakove limonine lupinice, sesekljan česen, rožmarin, žajbelj in zdrobljeno rdečo papriko; dati na stran.

3. Za žar na oglje premaknite večino vročega oglja na eno stran žara in pustite nekaj oglja pod drugo stranjo žara. Kotlete pražimo neposredno nad ogljem 2 do 3 minute ali dokler ne nastane zlata skorjica. Kotlete obrnemo in na drugi strani pražimo še 2 minuti. Kotlete prestavite na drugo stran žara. Pokrijte in pecite na žaru 10 do 15 minut ali dokler ni končano (145 °F). (Za plinski žar predhodno segrejte žar; zmanjšajte toploto na eni strani žara na srednjo. Kotlete prepražite na močnem ognju, kot zgoraj. Premaknite se na srednjo stran žara; nadaljujte kot zgoraj.)

4. Kotlete prestavimo na krožnik. Kotlete pokapajte s ½ skodelice olivnega olja in obrnite, da jih premažete z obeh strani. Preden postrežemo, kotlete mariniramo 3 do 5 minut in jih enkrat ali dvakrat obrnemo, da se meso prepoji z okusi limonine lupinice, česna in zelišč.

5. Medtem ko kotleti počivajo, na žaru spečemo brokoli Rabe, da rahlo porjavi in ga segrejemo. Postrezite brokolijevo rabe s svinjskimi kotleti na krožnik; Preden postrežemo, vsak kotlet in brokoli pokapamo z malo marinade.

PREKAJENA OTROŠKA HRBTNA REBRCA Z JABOLČNO IN GORČIČNO MOP OMAKO

MEHČANJE:1 ura Počitek: 15 minut Prekajeno: 4 ure Kuhano: 20 minut Dobitek: 4 porcijeFOTOGRAFIJA

BOGAT OKUS IN MESNATA TEKSTURAZA DIMLJENA REBRA PROSITE ZA NEKAJ SVEŽEGA IN HRUSTLJAVEGA. PRIMERNA JE SKORAJ VSAKA ZELJNA SOLATA, LE KOMARČKOVA (GLRECEPTIN V FOTOGRAFIJITUKAJ) JE ŠE POSEBEJ DOBER.

REBRA
    8 do 10 jabolčnih ali orehovih ploščic
    3 do 3½ funtov otroških hrbtnih reber
    ¼ skodelice dimljene začimbe (glejRecept)

POTAPLJANJE
    1 srednje jabolko za kuhanje, olupljeno, izrezano in na tanke rezine narezano
    ¼ skodelice sesekljane čebule
    ¼ skodelice vode
    ¼ skodelice jabolčnega kisa
    2 žlici dijonske gorčice (glejRecept)
    2 do 3 žlice vode

    1. Polena pred dimljenjem vsaj 1 uro namočite v toliko vode, da so prekrita. Pred uporabo odcedimo. Z reber odrežite vidno maščobo. Po potrebi odstranite tanko membrano za rebri. Rebra položite v veliko, plitvo ponev. Enakomerno potresemo z dimljenimi začimbami; zdrgnite s prsti. Pustite na sobni temperaturi 15 minut.

2. V kadilnico dajte predhodno segreto oglje, odcejene lesne sekance in ponev z vodo v skladu z navodili proizvajalca. V ponev nalijemo vodo. Rebra položite s kostjo navzdol na rešetko nad lonec z vodo. (Ali postavite rebra na rešetko za rebra; postavite rešetko za rebra na rešetko za kuhanje.) Pokrijte in dimite 2 uri. Med kajenjem vzdržujte temperaturo v kadilnici približno 22 °C. Po potrebi dodajte dodatno oglje in vodo, da ohranite temperaturo in vlažnost.

3. Medtem za mop omako v majhni ponvi zmešajte rezine jabolk, čebulo in ¼ skodelice vode. zavrite; Zmanjšuje toploto. Pokrijte in kuhajte 10 do 12 minut oziroma dokler jabolčne rezine niso zelo mehke, občasno premešajte. Naj se malo ohladi; Neolupljeno jabolko in čebulo prenesite v kuhinjski robot ali mešalnik. Pokrijte in predelajte ali mešajte, dokler ni gladka. Pire vrnemo v lonec. Dodajte kis in dijonsko gorčico. Kuhajte na srednje močnem ognju 5 minut, občasno premešajte. Dodajte 2 do 3 žlice vode (ali več po potrebi), da bo preliv dobil konsistenco vinaigrette. Omako razdelimo na tretjine.

4. Po 2 urah rebra obilno namažite s tretjino mop omake. Pokrijte in dimite še 1 uro. Ponovno namažemo s tretjino mop omake. Vsak list reber zavijte v debelo folijo, vrnite rebra v kadilnico in jih po potrebi zložite eno na drugo. Pokrijte in dimite še 1 do 1 uro in pol ali dokler se rebra ne zmehčajo. *

5. Rebrca odvijte in premažite s preostalo tretjino omake, da jih očistite. Za serviranje rebra med kostmi odrežite.

*Namig: Če želite preizkusiti mehkobo reber, previdno odstranite folijo z enega od krožnikov za rebra. Dvignite rebrasto desko s kleščami in jo primite za zgornjo četrtino deske. Krožnik z rebrci obrnemo tako, da bo mesna stran obrnjena navzdol. Če so rebra mehka, mora krožnik razpasti, ko ga dvignete. Če niso mehka, jih ponovno zavijte v folijo in nadaljujte s dimljenjem rebrc, dokler niso mehka.

V PECICI PECENA SVINJSKA REBRA S SVEZO ANANASOVO SOLATO

PRIPRAVA:Kuhajte 20 minut: Pecite 8 minut: 1 ura 15 minut
Izkoristek: 4 porcije

REBRCA V PODEŽELSKEM SLOGU SO MESNATA,POCENI IN OB PRAVILNEM RAVNANJU, KOT JE POČASNO IN POČASNO KUHANJE V ZMEŠNJAVI OMAKE ZA ŽAR, POSTANE MEHKO IN SE TOPI V USTIH.

2 kg zarebrnic po podeželju brez kosti
¼ čajne žličke črnega popra
1 žlica rafiniranega kokosovega olja
½ skodelice svežega pomarančnega soka
1½ skodelice BBQ omake (glejte<u>Recept</u>)
3 skodelice narezanega zelja in/ali rdečega zelja
1 skodelica naribanega korenja
2 skodelici drobno sesekljanega ananasa
⅓ skodelice vinaigrette iz svetlih citrusov (glejte<u>Recept</u>)
omaka za žar (glej<u>Recept</u>) (Neobvezno)

1. Pečico segrejte na 350°F. Svinjino potresemo s poprom. V zelo veliki ponvi segrejte kokosovo olje na srednje močnem ognju. Dodajte svinjska rebra; Kuhajte 8 do 10 minut ali dokler ne porjavi in enakomerno porjavi. Rebra položite v 3-litrsko pravokotno ponev.

2. Za omako v ponev dodajte pomarančni sok in premešajte, da postrgate porjavele koščke. Dodajte 1½ skodelice BBQ omake. Z omako prelijemo rebra. Rebra obrnite, da jih premažete z omako (po potrebi uporabite čopič za

pecivo, da omako premažete po rebrcih). Pekač tesno pokrijemo z aluminijasto folijo.

3. Rebrca pečemo 1 uro. Odstranite folijo in zarebrnice premažite z omako. Pečemo še približno 15 minut oziroma dokler se rebra ne zmehčajo in zlato zapečejo, omaka pa se rahlo zgosti.

4. Medtem za ananasovo solato zmešajte ohrovt, korenje, ananas in svetle citrusove vinaigrette. Pokrijte in ohladite do serviranja.

5. Rebrca postrezite z zeljno solato in dodatno BBQ omako, če želite.

PIKANTEN SVINJSKI GOLAŽ

PRIPRAVA:Kuhajte 20 minut: Pripravite 40 minut: 6 obrokov

POSTREZITE TO ENOLONČNICO NA MADŽARSKI NAČIN NA POSTELJICI HRUSTLJAVEGA, KOMAJ OVENELEGA ZELJA V OBLIKI KROŽNIKA. SEMENA KUMINE ZDROBITE V TERILNIKU, ČE GA IMATE. V NASPROTNEM PRIMERU JIH SPLOŠČITE S STRANJO KUHARSKEGA NOŽA, TAKO DA S PESTJO RAHLO PRITISNETE NA NOŽ.

GOLAZ
- 1½ kg mlete svinjine
- 2 skodelici sesekljane rdeče, oranžne in/ali rumene paprike
- ¾ skodelice drobno sesekljane rdeče čebule
- 1 sveža rdeča čili paprika brez semen in drobno sesekljana (glejte nasvet)
- 4 čajne žličke dimljenih začimb (glej Recept)
- 1 čajna žlička zdrobljenih semen kumine
- ¼ čajne žličke mletega majarona ali origana
- 1 14-unčna pločevinka nesoljenih, nesoljenih paradižnikov, narezanih na kocke
- 2 žlici rdečega vinskega kisa
- 1 žlica drobno sesekljane limonine lupinice
- ⅓ skodelice sesekljanega svežega peteršilja

ZELJE
- 2 žlici oljčnega olja
- 1 srednja čebula, narezana na rezine
- 1 manjša glava zelenega ali rdečega zelja, brez sredice in na tanke rezine narezana

1. Za enolončnico v veliki nizozemski pečici kuhajte mleto svinjino, papriko in čebulo na srednje močnem ognju 8 do 10 minut ali dokler svinjina ni več rožnata in zelenjava mehka, a hrustljava. , mešanje z leseno žlico. da se meso zmelje. Odcedite maščobo. zmanjšajte toploto na nizko; Dodamo rdeči čili, dimljene začimbe, kumino in majaron. Pokrijte in kuhajte 10 minut. Dodamo neožgan paradižnik in kis. zavrite; Zmanjšuje toploto. Pokrito vre 20 minut.

2. Medtem za zelje segrejte olje v zelo veliki ponvi na srednje močnem ognju. Dodajte čebulo in kuhajte, dokler se ne zmehča, približno 2 minuti. Dodajte zelje; premešajte, da se združi. Zmanjšuje toploto. Med občasnim mešanjem kuhajte približno 8 minut oziroma dokler se zelje ne zmehča.

3. Na servirni krožnik položite nekaj zeljne mešanice. Obložimo z golažem in potresemo z limonino lupinico in peteršiljem.

MESNE KROGLICE ITALIJANSKE KLOBASE MARINARA S SESEKLJANIM KOROMAČEM IN OCVRTO ČEBULO

PRIPRAVA:Pecite 30 minut: Kuhajte 30 minut: Pripravite 40 minut: 4 do 6 obrokov

TA RECEPT JE REDEK PRIMER.IZDELKA V PLOČEVINKAH, KI DELUJE ENAKO DOBRO, ČE NE CELO BOLJE KOT SVEŽA RAZLIČICA. RAZEN ČE IMATE ZELO, ZELO ZRELE PARADIŽNIKE, V OMAKI S SVEŽIMI PARADIŽNIKI NE BOSTE DOBILI TAKO DOBRE KONSISTENCE KOT S PARADIŽNIKI V PLOČEVINKAH. PAZITE LE, DA UPORABLJATE IZDELEK BREZ DODANE SOLI IN, ŠE BOLJE, ORGANSKI.

CMOKI
2 veliki jajci
½ skodelice mandljeve moke
8 strokov česna, sesekljanih
6 žlic suhega belega vina
1 žlica popra
2 čajni žlički črnega popra
1 čajna žlička komarčkovih semen, rahlo zdrobljenih
1 čajna žlička zdrobljenega posušenega origana
1 čajna žlička sesekljanega posušenega timijana
¼ do ½ čajne žličke kajenskega popra
1½ kg mlete svinjine

MORNAR
2 žlici oljčnega olja

- 2 15-unčni pločevinki narezanih nesoljenih paradižnikov ali 1 28-unčna pločevinka na kocke narezanih nesoljenih paradižnikov
- ½ skodelice sveže sesekljane bazilike
- 3 srednje velike čebulice komarčka, razpolovljene, posejane in na tanke rezine narezane
- 1 velika sladka čebula, prepolovljena in na tanko narezana

1. Pečico segrejte na 375°F. Velik pekač obložimo s peki papirjem. dati na stran. V veliki skledi zmešajte jajca, mandljevo moko, 6 strokov mletega česna, 3 žlice vina, papriko, 1½ čajne žličke črnega popra, semena koromača, origano, timijan in kajenski poper. Dodajte svinjino; Dobro premešamo. Svinjsko mešanico oblikujte v 1½-palčne polpete (imeti morate približno 24 polpet); Razporedite v eni plasti na pripravljen pekač. Pečemo približno 30 minut ali dokler ne postanejo rahlo zlate barve, med peko pa jih enkrat obrnemo.

2. Medtem za omako marinara segrejte 1 žlico olivnega olja v 4- do 6-litrski ponvi. Dodajte preostala 2 stroka mletega česna; kuhajte približno 1 minuto ali dokler ne začne rjaveti. Na hitro dodamo še preostale 3 žlice vina, narezan paradižnik in baziliko. zavrite; Zmanjšuje toploto. Odkrito kuhajte 5 minut. Kuhane mesne kroglice nežno stresite v omako marinara. Pokrijte in na majhnem ognju kuhajte 25 do 30 minut.

3. V veliki ponvi na srednje močnem ognju segrejte preostalo žlico oljčnega olja. Dodamo narezan koromač in čebulo. Kuhajte 8 do 10 minut ali dokler se ne zmehča in rahlo porjavi, ob pogostem mešanju. Začinite

s preostalim ½ čajne žličke črnega popra. Mesne kroglice in omako marinara postrezite čez pečen koromač in čebulo.

BUČKINI ČOLNIČKI, POLNJENI S SVINJINO Z BAZILIKO IN PINJOLAMI

PRIPRAVA: Kuhanje 20 minut: Pečenje 22 minut: Priprava 20 minut: 4 porcije

OTROCI BODO NAVDUŠENI NAD TEM ZABAVNIM KROŽNIKOM. IZDOLBENE BUČKE, POLNJENE Z MLETIM MESOM, PARADIŽNIKOM IN PAPRIKO. ČE ŽELITE, DODAJTE 3 ŽLICE BAZILIKINEGA PESTA (GL RECEPT) NAMESTO SVEŽE BAZILIKE, PETERŠILJA IN PINJOL.

2 srednji buči
1 žlica ekstra deviškega oljčnega olja
12 unč mlete svinjine
¾ skodelice sesekljane čebule
2 stroka česna, sesekljana
1 skodelica sesekljanega paradižnika
⅔ skodelice drobno sesekljane rumene ali oranžne paprike
1 čajna žlička komarčkovih semen, rahlo zdrobljenih
½ čajne žličke zdrobljenih kosmičev rdeče paprike
¼ skodelice sveže sesekljane bazilike
3 žlice sesekljanega svežega peteršilja
2 žlici praženih pinjol (glej nasvet) in grobo sesekljan
1 čajna žlička drobno sesekljane limonine lupinice

1. Pečico segrejte na 350°F. Bučko po dolžini prerežite na pol in jo nežno postrgajte po sredini, tako da lupina ostane debela ¼ palca. Meso bučke narežemo na večje kose in odstavimo. Polovice buč položite s stranjo navzgor na pekač, obložen s folijo.

2. Za nadev segrejte oljčno olje v veliki ponvi na srednje močnem ognju. Dodajte mleto svinjino; kuhajte, dokler niso več rožnati, in mešajte z leseno žlico, da razdrobite meso. Odcedite maščobo. Ogenj zmanjšajte na srednje. Dodajte rezervirano meso bučk, čebulo in česen; kuhajte in mešajte približno 8 minut ali dokler se čebula ne zmehča. Dodamo paradižnik, papriko, semena koromača in mleto rdečo papriko. Kuhajte približno 10 minut oziroma dokler se paradižniki ne zmehčajo in začnejo razpadati. Ponev odstavimo s štedilnika. Dodajte baziliko, peteršilj, pinjole in limonino lupinico. Nadev porazdelite med bučne lupine in jih nežno zložite. Pečemo 20 do 25 minut oziroma dokler lupina bučke ni hrustljava.

LUPINE SVINJSKIH REZANCEV Z ANANASOVIM KARIJEM S KOKOSOVIM MLEKOM IN ZELISCI

PRIPRAVA:Kuhajte 30 minut - Pecite 15 minut - Za 40 minut - 4 porcijeFOTOGRAFIJA

1 velika buča špageti
2 žlici rafiniranega kokosovega olja
1 kg mlete svinjine
2 žlici drobno sesekljane zelene čebule
2 žlici svežega limoninega soka
1 žlica sveže sesekljanega ingverja
6 strokov česna, sesekljanih
1 žlica sesekljane limonske trave
1 žlica nesoljenega rdečega karija v tajskem slogu
1 skodelica sesekljane rdeče paprike
1 skodelica sesekljane čebule
½ skodelice korenčka, juliena
1 baby bok choy, narezan (3 skodelice)
1 skodelica narezanih svežih gob
1-2 tajska ptičja čilija, narezana na tanke rezine (glejnasvet)
1 pločevinka navadnega kokosovega mleka po 13,5 unč (kot je Nature's Way)
½ skodelice piščančje kostne juhe (glejRecept) ali nesoljene piščančje juhe
¼ skodelice svežega ananasovega soka
3 žlice nesoljenega masla iz indijskih oreščkov, brez dodanega olja

1 skodelica svežega ananasa, narezanega na kocke
rezine limone
Sveži koriander, meta in/ali tajska bazilika
Sesekljani praženi indijski oreščki

1. Pečico segrejte na 400°F. Špagete squash segrevajte v mikrovalovni pečici 3 minute. Bučke po dolžini previdno prerežemo na pol in jim izpraskamo semena. Odrezane strani buče vtrite z 1 žlico kokosovega olja. Polovice buč položite s stranjo navzdol na pekač. Pečemo 40 do 50 minut oziroma toliko časa, da bučo zlahka prebodemo z nožem. S konicami vilic postrgajte meso s kože in ga hranite na toplem, dokler ni pripravljeno za serviranje.

2. V srednje veliki skledi zmešajte svinjino, zeleni čaj, limonin sok, ingver, česen, limonsko travo in kari v prahu. Dobro premešamo. V zelo veliki ponvi segrejte preostalo žlico kokosovega olja na srednje močnem ognju. Dodajte mešanico svinjine; kuhajte, dokler niso več rožnati, in mešajte z leseno žlico, da razdrobite meso. Dodajte papriko, čebulo in korenje; kuhajte in mešajte približno 3 minute ali dokler zelenjava ni hrustljava in mehka. Dodajte bok choy, gobe, čilije, kokosovo mleko, juho iz piščančjih kosti, ananasov sok in maslo iz indijskih oreščkov. zavrite; Zmanjšuje toploto. Dodajte ananas; Kuhajte nepokrito, dokler se ne segreje.

3. Za serviranje razdelite špagete squash v štiri servirne sklede. Postrezite svinjski curry čez bučo. Postrezite z rezinami limete, zelišči in indijskimi oreščki.

ZAČINJEN SVINJSKI HRBET NA ŽARU S PIKANTNO KUMARIČNO SOLATO

PRIPRAVA: 30 minut Žar: 10 minut Počitek: 10 minut Dobitek: 4 porcije

HRUSTLJAVA KUMARIČNA SOLATA Z OKUSOM SVEŽE METE JE OSVEŽILEN IN OSVEŽUJOČ DODATEK K OKUSNIM SVINJSKIM BURGERJEM.

- ⅓ skodelice olivnega olja
- ¼ skodelice sesekljane sveže mete
- 3 žlice belega vinskega kisa
- 8 strokov česna, sesekljanih
- ¼ čajne žličke črnega popra
- 2 srednji kumari, narezani na zelo tanke rezine
- 1 majhna čebula, narezana na tanke rezine (približno ½ skodelice)
- 1¼ do 1½ kg mlete svinjine
- ¼ skodelice sesekljanega svežega cilantra
- 1 do 2 sveži srednji papriki jalapeño ali serrano, brez semen (po želji) in drobno narezani (glejte nasvet)
- 2 srednji rdeči papriki, brez semen in na četrtine
- 2 žlički oljčnega olja

1. V veliki skledi zmešajte ⅓ skodelice oljčnega olja, meto, kis, 2 mleta stroka česna in črni poper. Dodamo narezano kumaro in čebulo. Mešajte, dokler ni vse dobro prekrito. Pokrijte in ohladite do serviranja, pri tem pa enkrat ali dvakrat premešajte.

2. V veliki skledi zmešajte svinjino, koriander, čili in preostalih 6 mletih strokov česna. Oblikujte štiri ¾ palca debele polpete. Četrtine paprike rahlo premažite z 2 žličkama olivnega olja.

3. Za plinski žar ali žar na oglje postavite mesne kroglice in papriko neposredno na sredne močan ogenj. Pokrijte in pecite na žaru, dokler termometer s takojšnjim odčitavanjem, vstavljen v stranice svinjskih polpetov, ne pokaže 160 °F in četrtine paprike niso mehke in rahlo zoglenele. Pustite 10-12 minut za empanade in 8-10 minut za paprike na četrtine.

4. Ko so četrtine paprike gotove, jih zavijte v kos aluminijaste folije, da jih popolnoma zaprete. Pustite stati približno 10 minut ali dokler se dovolj ne ohladi. Papriki z ostrim nožem previdno odstranimo kožo. Četrtine paprike vzdolžno narežemo na tanke rezine.

5. Za serviranje premešajte kumarično solato in enakomerno razdelite na štiri velike servirne krožnike. Na vsak krožnik dodamo svinjsko žemljico. Rezine paprike enakomerno položite na empanade.

PICA Z BUČKINO SKORJICO S PESTOM IZ SUHIH PARADIŽNIKOV, PAPRIKO IN ITALIJANSKO KLOBASO

PRIPRAVA:30 minut kuhanja: 15 minut peke: 30 minut izkupiček: 4 porcije

TO JE PICA Z NOZEM IN VILICAMI.PAZITE, DA KLOBASO IN PAPRIKO NEZNO VTISNETE V S PESTOM OBLOZENO TESTO, DA SE SESTAVINE DOVOLJ SPRIMEJO, DA LAHKO PICO NAREZETE NA CISTE REZINE.

2 žlici oljčnega olja

1 žlica drobno mletih mandljev

1 veliko jajce, rahlo stepeno

½ skodelice mandljeve moke

1 žlica sveže zdrobljenega origana

¼ čajne žličke črnega popra

3 stroki česna, sesekljani

3½ skodelice naribanih bučk (2 srednji)

Italijanska klobasa (glej Recept, nižje)

1 žlica ekstra deviškega oljčnega olja

1 paprika (rumena, rdeča ali vsaka po pol), izkoščičena in narezana na zelo tanke trakove

1 majhna čebula, narezana na tanke rezine

Pesto iz posušenih paradižnikov (glej Recept, nižje)

1. Pečico segrejte na 425°F. 12-palčni pekač za pico namastite z 2 žlicama olivnega olja. Potresemo mlete mandlje. dati na stran.

2. Za osnovo v veliki skledi zmešajte jajce, mandljevo moko, origano, črni poper in česen. Naribano bučko položimo na čisto brisačo ali kos blaga. dobro zaviti

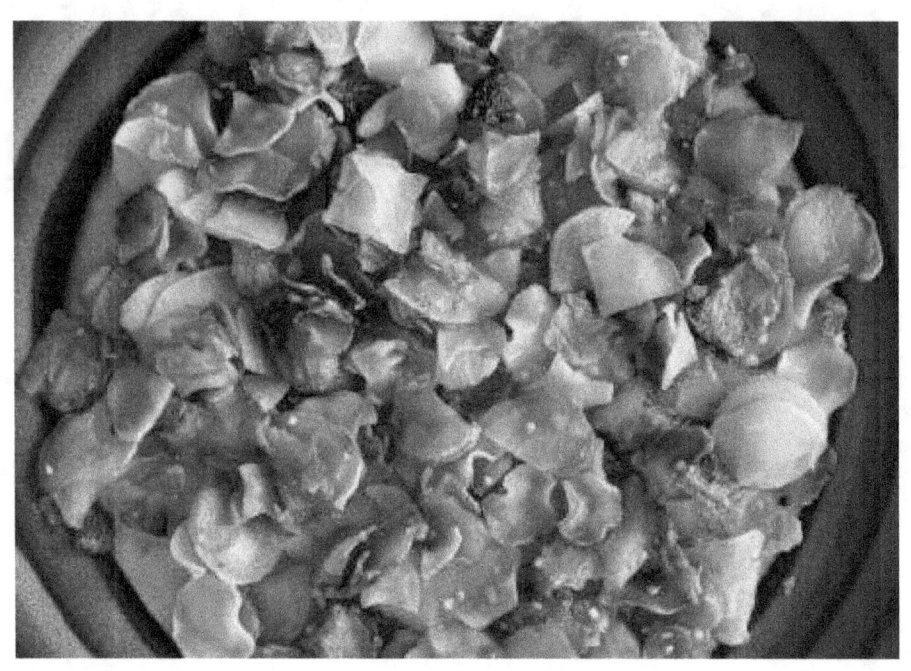

CILANTRO Z LIMONO DIMLJENA JAGNJEČJA STEGNA S ŠPARGLJI NA ŽARU

MEHČANJE: 30 minut Priprava: 20 minut Žar: 45 minut Stojenje: 10 minut Izkoristek: 6 do 8 porcij

TA JED JE PREPROSTA, A ELEGANTNA. DVE SESTAVINI, KI SPOMLADI IZSTOPATA: JAGNJETINA IN ŠPARGLJI. PRAŽENJE KORIANDROVIH SEMEN OKREPI TOPEL, ZEMELJSKI IN RAHLO PIKANTEN OKUS.

- 1 skodelica lesnih sekancev hikorije
- 2 žlici koriandrovih semen
- 2 žlici drobno sesekljane limonine lupine
- 1½ žličke črnega popra
- 2 žlici sveže sesekljanega timijana
- 1 jagnječja stegna brez kosti, 2 do 3 kilograme
- 2 šopka svežih špargljev
- 1 žlica oljčnega olja
- ¼ čajne žličke črnega popra
- 1 limona, narezana na četrtine

1. Vsaj 30 minut pred kajenjem v skledi namočite hikorijev čips v toliko vode, da je pokrit. dati na stran. V majhni ponvi na srednje močnem ognju med pogostim mešanjem pražite semena koriandra približno 2 minuti ali dokler ne zadišijo in postanejo hrustljavi. Iz ponve odstranimo semena. pustite, da se ohladi. Ko se semena ohladijo, jih zdrobite v terilniku (ali semena položite na desko za rezanje in jih pretlačite s hrbtno stranjo lesene žlice). V majhni skledi zmešajte zdrobljena semena

koriandra, limonino lupinico, 1½ žličke pimenta in timijan. dati na stran.

2. Odstranite mrežo za pečeno jagnjetino, če obstaja. Na delovni površini odprite zrezek z maščobno stranjo navzdol. Polovico začimbne mešanice potresemo po mesu. zdrgnite s prsti. Zrezke zvijte in jih povežite s štirimi do šestimi kuhinjskimi vrvicami iz 100% bombaža. Preostalo mešanico začimb potresemo po zunanji strani zrezka in rahlo pritisnemo, da se prime.

3. Za žar na oglje položite srednje vroče oglje okoli ponve. Preverite ponev na srednjem ognju. Odcejene lesne sekance razporedite po oglju. Jagnječjo pečenko položimo na rešetko nad odcejalno posodo. Pokrijte in dimite na srednje močnem ognju 40 do 50 minut. (Za plinski žar predhodno segrejte žar. Zmanjšajte toploto na srednje nizko. Nastavite za posredno kuhanje. Dimite kot zgoraj, le da dodajte odcejene lesne sekance v skladu z navodili proizvajalca.) Zrezek rahlo pokrijte z aluminijasto folijo. Pustite počivati 10 minut pred rezanjem.

4. Medtem špargljem odrežemo olesenele konce. V veliki skledi premešajte šparglje z oljčnim oljem in ¼ čajne žličke popra. Šparglje položite okoli zunanjih robov žara, neposredno nad oglje in pravokotno na žar. Pokrijte in pražite, dokler ni hrustljava, 5 do 6 minut. Čez šparglje ožamemo rezine limone.

5. Jagnječji pečenki odstranimo vrvico in meso narežemo na tanke rezine. Meso postrežemo s šparglji na žaru.

LONEC JAGNJETINE

PRIPRAVA: 30 minut Čas kuhanja: 2 uri 40 minut Dobitek: 4 porcije

POGREJTE SE S TO SOCNO ENOLONCNICOV JESENSKI ALI ZIMSKI NOCI. ENOLONCNICO POSTREZEMO NA ZAMETNEM PIREJU ZELENE IN PASTINAKA, ZACINJENEM Z DIJONSKO GORCICO, KREMO IZ INDIJSKIH ORESCKOV IN DROBNJAKOM. OPOMBA: KORENINA ZELENE SE VCASIH IMENUJE TUDI ZELENA.

10 zrn črnega popra

6 listov žajblja

3 cele pimente

2 2-palčna trakova pomarančne lupine

2 kg jagnječjega pleča brez kosti

3 žlice oljčnega olja

2 srednji čebuli, grobo sesekljani

1 14,5-unčna pločevinka rdeča brez dodane soli, neolupljena

1½ skodelice juhe iz govejih kosti (glej<u>Recept</u>) ali goveja juha brez dodane soli

¾ skodelice suhega belega vina

3 veliki stroki česna, strti in olupljeni

2 funta korenine zelene, olupljene in narezane na 1-palčne kocke

6 srednjih pastinakov, olupljenih in narezanih na 1-palčne rezine (približno 2 funta)

2 žlici oljčnega olja

2 žlici kreme iz indijskih oreščkov (glej<u>Recept</u>)

1 žlica dijonske gorčice (glej[Recept](Recept))
¼ skodelice drobnjaka

1. Izrežite 7-palčni kvadrat šifona za šopek garni. Poper v zrnu, žajbelj, piment in pomarančno lupinico položite na sredino sirne proze. Poberite vogale blaga in ga zavežite s čisto kuhinjsko vrvico iz 100 % bombaža. Dati na stran.

2. Jagnječji pleči odrežemo maščobo; Jagnjetino narežite na 1-palčne kose. V nizozemski pečici segrejte 3 žlice oljčnega olja na srednje močnem ognju. Jagnjetino, če je potrebno, po obrokih spečemo na vročem olju, dokler ne porjavi; Odstranite iz ponve in hranite na toplem. Dodajte čebulo v ponev; Kuhajte 5 do 8 minut ali dokler niso mehki in rahlo porjaveli. Dodajte šopek garni, neskrčene paradižnike, 1¼ skodelice juhe iz govejih kosti, vino in česen. zavrite; Zmanjšuje toploto. Pokrito kuhajte 2 uri in občasno premešajte. Odstranite in zavrzite šopek garni.

3. Medtem v večji lonec za juho stresemo koren zelene in pretlačen pastinak; Pokrijte z vodo. Zavremo na srednje močnem ognju; Zmanjšajte toploto na nizko. Pokrijte in dušite 30 do 40 minut oziroma dokler zelenjava ni zelo mehka, ko jo prebodete z vilicami. odcejati; Zelenjavo dajte v kuhinjski robot. Dodajte ¼ skodelice preostale goveje kostne juhe in 2 žlici olja; Utripajte, dokler pire ni skoraj gladek, a ima še vedno nekaj teksture. Ustavite se enkrat ali dvakrat, da strgate po straneh. Kašo stresemo v skledo. Dodamo kremo iz indijskih oreščkov, gorčico in drobnjak.

4. Za serviranje kašo razdelite v štiri sklede. Na vrh položite vročo jagnjetino.

DUŠENA JAGNJETINA Z REZANCI KORENINE ZELENE

PRIPRAVA:Pečemo 30 minut: 1 ura 30 minut Dobitek: 6 porcij

KOREN ZELENE IMA POPOLNOMA DRUGAČNO OBLIKOOBLIKA V TEJ ENOLONČNICI KOT V CALDERETA DE CORDERO (GLEJRECEPT). ZA IZDELAVO ZELO TANKIH TRAKOV SLADKE KORENINE Z OREŠČKI SE UPORABLJA MANDOLINSKI REZALNIK. »ČIČERIKO« KUHAMO V ENOLONČNICI DO MEHKEGA.

2 čajni žlički limonine začimbe (glejRecept)
1½ kg jagnječje enolončnice, narezane na 1-palčne kocke
2 žlici oljčnega olja
2 skodelici sesekljane čebule
1 skodelica sesekljanega korenja
1 skodelica na kocke narezane rdeče pese
1 žlica mletega česna (6 strokov)
2 žlici paradižnikove paste brez dodane soli
½ skodelice suhega rdečega vina
4 skodelice juhe iz govejih kosti (glejRecept) ali goveja juha brez dodane soli
1 lovorjev list
2 skodelici 1-palčne kocke maslene buče
1 skodelica sesekljanih jajčevcev
1 kilogram korenine zelene, olupljene
svež sesekljan peteršilj

1. Pečico segrejte na 250°F. Po jagnjetini enakomerno potresemo limonino-zeliščno začimbo. Nežno premešajte, da se nanese. Segrejte 6- do 8-litrsko pečico

na srednje visoki temperaturi. V nizozemsko pečico damo 1 žlico olivnega olja in polovico začinjene jagnjetine. Na vročem olju popečemo meso z vseh strani; Popečeno meso preložimo na krožnik in ponovimo s preostalo jagnjetino in oljčnim oljem. Ogenj zmanjšajte na srednje.

2. V ponev dodajte čebulo, korenje in rdečo peso. Zelenjavo kuhamo in mešamo 4 minute; dodajte česen in paradižnikovo pasto ter kuhajte še 1 minuto. V ponev dodajte rdeče vino, juho iz govejih kosti, lovorjev list in odloženo meso ter izločeni sok. Mešanico zavremo. Nizozemsko pečico pokrijemo in postavimo v predhodno segreto pečico. Pečemo 1 uro. Dodajte bučke in jajčevce. Vrnemo v pečico in pečemo še 30 minut.

3. Medtem ko se enolončnica kuha, z mandolino zelo tanko narežemo koren zelene. Rezine korenine zelene narežite na ½ cm široke trakove. (Popiti bi morali približno 4 skodelice.) V enolončnico vmešajte trakove korenine zelene. Kuhajte na majhnem ognju približno 10 minut oziroma do mehkega. Preden enolončnico postrežete, odstranite in zavrzite lovorjev list. Vsako porcijo potresemo s sesekljanim peteršiljem.

FRANCOSKI JAGNJEČJI KOTLETI Z GRANATNIM JABOLKOM IN DATLJEVIM ČATNIJEM

PRIPRAVA:Kuhajte 10 minut: ohladite 18 minut: pripravite 10 minut: 4 porcije

IZRAZ "FRANCOSKI" SE NANAŠA NA REBROIZ KATERE SMO Z OSTRIM KUHINJSKIM NOŽEM ODSTRANILI MAŠČOBO, MESO IN VEZIVNO TKIVO. NAREDITE PRIVLAČNO PREDSTAVITEV. ZA TO PROSITE SVOJEGA MESARJA ALI PA TO STORITE SAMI.

CATNI
½ skodelice nesladkanega soka granatnega jabolka
1 žlica svežega limoninega soka
1 šalotko, olupljeno in narezano na tanke kolobarje
1 čajna žlička drobno sesekljane pomarančne lupine
⅓ skodelice sesekljanih datljev Medjool
¼ čajne žličke mlete rdeče paprike
¼ skodelice granatnega jabolka *
1 žlica oljčnega olja
1 žlica sveže sesekljanega italijanskega peteršilja

JAGNJECJE ZAREBRNICE
2 žlici oljčnega olja
Voziček za 8 francoskih jagnječjih kotletov

1. Za čatni v majhni ponvi zmešajte sok granatnega jabolka, limonin sok in lupinico. zavrite; Zmanjšuje toploto. Odkrito kuhajte 2 minuti. Dodamo pomarančno lupinico, datlje in mleto rdečo papriko. Pustite stati 10 minut, dokler se ne ohladi. Dodajte rebra granatnega

jabolka, 1 žlico olivnega olja in peteršilj. Do serviranja hranite na sobni temperaturi.

2. Za kotlete v veliki ponvi na srednje močnem ognju segrejte 2 žlici oljčnega olja. Delajte v serijah, dodajte kotlete v ponev in jih kuhajte na srednjem ognju (145 °F) in jih enkrat obrnite, 6 do 8 minut. Kotlete obložimo s čatnijem.

*Opomba: Sveža granatna jabolka in njihova arija ali semena so na voljo od oktobra do februarja. Če jih ne najdete, uporabite nesladkana suha semena, da pekoči omaki dodate hrustljavost.

CHIMICHURRI JAGNJEČJI KOTLETI S SOLATO IZ DUŠENEGA RADIČA

PRIPRAVA: Marinirajte 30 minut: kuhajte 20 minut: pripravite 20 minut: 4 porcije

V ARGENTINI JE CHIMICHURRI NAJBOLJ PRILJUBLJENA ZAČIMBAZRAVEN ZNANI DOMAČI ZREZEK NA ŽARU V GAUČO STILU. OBSTAJA VELIKO RAZLIČIC, VENDAR JE GOSTA ZELIŠČNA OMAKA OBIČAJNO PRIPRAVLJENA S PETERŠILJEM, CILANTROM ALI ORIGANOM, ŠALOTKO IN/ALI ČESNOM, ZDROBLJENO RDEČO PAPRIKO, OLJČNIM OLJEM IN RDEČIM VINSKIM KISOM. ODLIČEN JE K BIFTEKU NA ŽARU, PA TUDI K JAGNJETINI, PIŠČANCU IN SVINJSKIM KOTLETOM NA ŽARU.

8 jagnječjih kotletov, narezanih na 1 cm debelo
½ skodelice chimichurri omake (glejte Recept)
2 žlici oljčnega olja
1 sladka čebula, prepolovljena in narezana
1 čajna žlička kumine, zdrobljene*
1 strok česna, mlet
1 glavica radiča, olupljena in na tanke rezine narezana
1 žlica balzamičnega kisa

1. Jagnječje kotlete položite v zelo veliko skledo. Prelijemo z 2 žlicama chimichurri omake. S prsti vtrite omako po površini vsakega kotleta. Kotlete pustimo marinirati pri sobni temperaturi 20 minut.

2. Medtem za solato iz sotiranega radiča v zelo veliki ponvi segrejte 1 žlico oljčnega olja. Dodamo čebulo, kumino in česen; Med pogostim mešanjem kuhajte 6 do 7 minut

oziroma dokler se čebula ne zmehča. dodamo radič; Kuhamo 1-2 minuti oziroma toliko časa, da radič rahlo oveni. Zeljno solato dajte v večjo skledo. Dodamo balzamični kis in dobro premešamo, da se združi. Pokrijte in hranite na toplem.

3. Očistite ponev. V ponev dodajte preostalo žlico oljčnega olja in segrejte na srednje močnem ognju. Dodajte jagnječje kotlete; Ogenj zmanjšajte na srednje. Kuhajte 9 do 11 minut ali dokler ne želite, kotlete občasno obrnite s kleščami.

4. Kotlete postrezite z zeljno solato in preostalo omako chimichurri.

*Opomba: Za zmečkanje kumine uporabite terilnico ali semena položite na desko za rezanje in jih zmečkajte s kuharskim nožem.

JAGNJEČJI KOTLETI Z ŽAJBLJEM IN KORENČKOM TER TATARSKO OMAKO IZ SLADKEGA KROMPIRJA

PRIPRAVA: 12 minut hladno: 1 do 2 uri na žaru: 6 minut naredi: 4 porcije

OBSTAJAJO TRI VRSTE JAGNJEČJIH KOTLETOV. DEBELE, MESNATE REZINE SO VIDETI KOT MAJHNI ZREZKI. ZAREBRNICE, KI JIH NAROČIMO TUKAJ, SO NAREJENE TAKO, DA SE ZAREŽEJO MED KOSTMI JAGNJEČJE REŠETKE. SO ZELO OBČUTLJIVI IN IMAJO OB STRANI PRIVLAČNO DOLGO KOST. POGOSTO JIH POSTREŽEMO OCVRTE ALI PEČENE NA ŽARU. POCENI KOTLETI SO NEKOLIKO BOLJ MASTNI IN MANJ MEHKI KOT DRUGI DVE VRSTI. NAJBOLJŠE SO ZAPEČENE IN NATO KUHANE V VINU, JUHI IN PARADIŽNIKU ALI KOMBINACIJI NAŠTETEGA.

- 3 srednje velika korenja, grobo narezana
- 2 majhna sladka krompirja, julien* ali nastrgana
- ½ skodelice paleo majoneze (glej Recept)
- 2 žlici svežega limoninega soka
- 2 žlički dijonske gorčice (glej Recept)
- 2 žlici sesekljanega svežega peteršilja
- ½ čajne žličke črnega popra
- 8 regalov jagnječjih kotletov, narezanih na ½ do ¾ palca debelo
- 2 žlici sesekljanega svežega žajblja ali 2 žlički drobno narezanega suhega žajblja
- 2 žlički mletega čilija
- ½ čajne žličke česna v prahu

1. Za tatarsko omako zmešajte korenje in sladki krompir v srednji skledi. V majhni skledi zmešajte paleo majonezo, limonin sok, dijonsko gorčico, peteršilj in črni poper. Prelijemo korenje in sladki krompir; premešajte. Pokrijte in ohladite 1 do 2 uri.

2. V majhni skledi zmešajte žajbelj, ancho čili in česen v prahu. Jagnječje kotlete premažemo z začimbno mešanico.

3. Za žar na oglje ali plin položite jagnječje kotlete neposredno na rešetko za pečenje na srednje močnem ognju. Pokrijte in pecite 6 do 8 minut na srednji (145 °F) ali 10 do 12 minut na srednji (150 °F). Na polovici kuhanja enkrat obrnite.

4. Jagnječje kotlete postrezite s tatarsko omako.

*Opomba: Za rezanje sladkega krompirja uporabite mandolino z nastavkom za julienne.

JAGNJEČJI KOTLETI S ŠALOTKO, METO IN ORIGANOM

PRIPRAVA: Mariniranje 20 minut: 1 do 24 ur Pečenje: 40 minut
Pečenje: 12 minut Izkoristek: 4 porcije

KOT PRI VEČINI MARINIRANEGA MESA. DLJE KO PUSTITE, DA ZELIŠČE PRED KUHANJEM DRGNE JAGNJEČJE KOTLETE, BOLJ OKUSNI BODO. OBSTAJA ENA IZJEMA OD TEGA PRAVILA, IN TO JE, KO UPORABLJATE MARINADO, KI VSEBUJE ZELO KISLE SESTAVINE, KOT SO SOK CITRUSOV, KIS IN VINO. ČE BOSTE MESO PREDOLGO PUSTILI V KISLI MARINADI, BO ZAČELO RAZPADATI IN POSTALO KAŠASTO.

JAGNJETINA
- 2 žlici drobno sesekljane šalotke
- 2 žlici drobno sesekljane sveže mete
- 2 žlici drobno sesekljanega svežega origana
- 5 žličk sredozemskih začimb (glej Recept)
- 4 žličke oljčnega olja
- 2 stroka česna, sesekljana
- 8 jagnječjih kotletov, narezanih na približno 1 cm debelo

SOLATA
- ¾ kilograma mlade repe, sesekljane
- 1 žlica oljčnega olja
- ¼ skodelice svežega limoninega soka
- ¼ skodelice olivnega olja
- 1 žlica drobno sesekljane šalotke
- 1 čajna žlička dijonske gorčice (glej Recept)
- 6 skodelic mešane zelenjave
- 4 žličke sesekljanega drobnjaka

1. Za jagnjetino v majhni skledi zmešajte po 2 žlici šalotke, mete, origana, 4 žličke sredozemskih začimb in 4 žličke oljčnega olja. Potresite ostružke na vse strani jagnječjih kotletov; zdrgnite s prsti. Kotlete preložimo na krožnik. Pokrijte s plastično folijo in pustite v hladilniku vsaj 1 uro, da se marinira, do 24 ur.

2. Za solato segrejte pečico na 400°F. dobro očistite peso; narežemo na rezine Prelijemo v 2-litrski lonec. Pokapajte z 1 žlico olivnega olja. Posodo pokrijemo z aluminijasto folijo. Pražimo približno 40 minut oziroma toliko časa, da se pesa zmehča. Naj se popolnoma ohladi. (Reso lahko pečete največ 2 dni vnaprej.)

3. V zidanem kozarcu zmešajte limonin sok, ¼ skodelice oljčnega olja, 1 žlico šalotke, dijonsko gorčico in preostalo čajno žličko sredozemskih začimb. Pokrijte in dobro pretresite. V solatni skledi zmešamo peso in zeleno; Prelijemo z malo vinaigrette.

4. Na plinski žar ali žar na oglje položite kotlete neposredno na naoljeno rešetko za pečenje na srednje močnem ognju. Pokrijte in pražite do želene pečenosti. Na polovici kuhanja enkrat obrnite. Pustite 12-14 minut za Medium Rare (145°F) ali 15-17 minut za Medium (160°F).

5. Za serviranje na vsakega od štirih servirnih krožnikov položite 2 jagnječja kotleta in nekaj solate. Potresemo z drobnjakom. Pasirajte preostanek vinaigrette.

VRTNI POLNJENI JAGNJEČJI BURGERJI S KULIJEM IZ RDEČE PAPRIKE

PRIPRAVA: 20 minut počitka: 15 minut zrezek: 27 minut donos: 4 porcije

COULIS NI NIC DRUGEGA KOT PREPROSTA, MEHKA OMAKA IZ SADNEGA ALI ZELENJAVNEGA PIREJA. SVETLA, CUDOVITA POPROVA OMAKA NA TEH BURGERJIH Z JAGNJETINO DOBI DVOJNO DOZO DIMA: IZ ZARA IN KANCEK DIMLJENE PAPRIKE.

RDECA PAPRIKA COULIS
- 1 velika rdeča paprika
- 1 žlica suhega belega vina ali belega vinskega kisa
- 1 čajna žlička oljčnega olja
- ½ čajne žličke dimljene paprike

DRŽAVLJANI
- ¼ skodelice narezanih na soncu posušenih paradižnikov
- ¼ skodelice naribanih bučk
- 1 žlica sveže sesekljane bazilike
- 2 žlički oljčnega olja
- ½ čajne žličke črnega popra
- 1½ kg mlete jagnjetine
- 1 beljak, rahlo stepen
- 1 žlica sredozemskih začimb (glej<u>Recept</u>)

1. Za kulis iz rdeče paprike položite rdečo papriko neposredno na rešetko za pečenje na srednje močnem ognju. Pokrijte in pecite na žaru 15 do 20 minut oziroma dokler ne zoglene in postane zelo mehko.

Papriko vsakih 5 minut obrnite, da zogleni na vsaki strani. Odstranite z žara in takoj položite v papirnato vrečko ali aluminijasto folijo, da popolnoma zaprete papriko. Pustite stati 15 minut ali dokler se dovolj ne ohladi. Z ostrim nožem previdno odstranite kožo in jo zavrzite. Papriko po dolžini razrežite na četrtine in ji odstranite peclje, semena in ovojnice. V kuhinjskem robotu zmešajte pečeno papriko, vino, olivno olje in dimljeno papriko. Pokrijte in predelajte ali mešajte, dokler ni gladka.

2. Za nadev dajte posušene paradižnike v manjšo posodo in jih prelijte z vrelo vodo. pustite stati 5 minut; odcediti. Paradižnike in naribane bučke osušite s papirnatimi brisačkami. V majhni skledi zmešajte paradižnik, bučke, baziliko, oljčno olje in ¼ čajne žličke črnega popra. dati na stran.

3. V veliki skledi zmešajte mleto jagnjetino, jajčne beljake, preostalo ¼ čajne žličke črnega popra in sredozemske začimbe. Dobro premešamo. Mesno mešanico razdelite na osem enakih delov in vsakega oblikujte v ¼ palca debelo polpeto. nadev v štiri empanade; Na vrh položite preostale mesne kroglice in stisnite robove skupaj, da zaprete nadev.

4. Postavite burgerje neposredno na žar na srednje močan ogenj. Pokrijte in pražite 12 do 14 minut ali dokler ni končano (160 °F). Na polovici kuhanja enkrat obrnite.

5. Za serviranje hamburger posujte s poprovim coulijem.

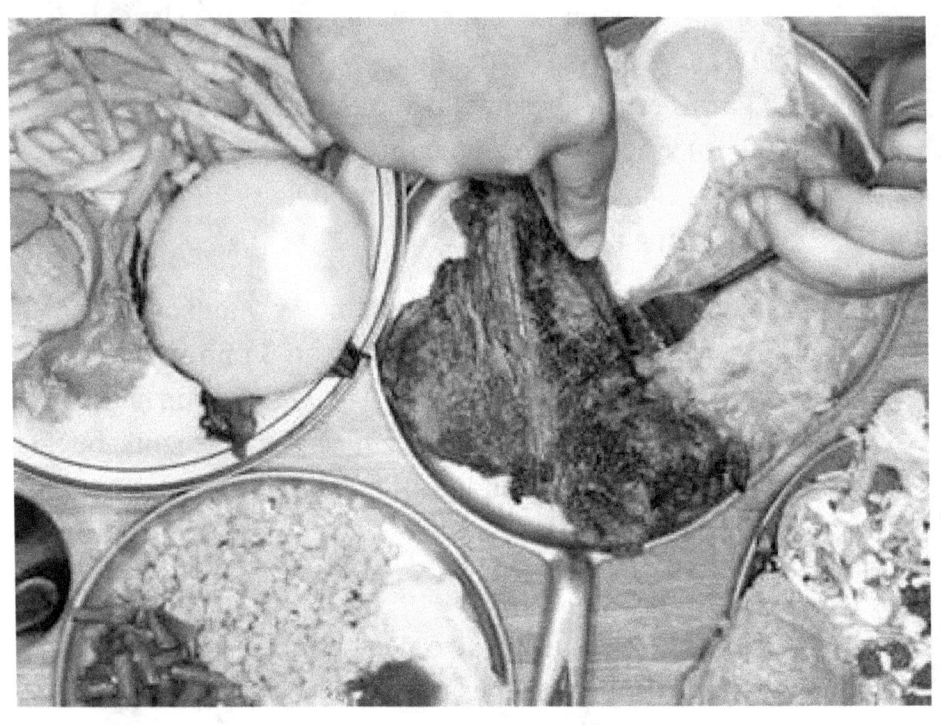

JAGNJEČJA NABODALA Z DVOJNIM ORIGANOM IN TZATZIKI OMAKO

MEHČANJE: 30 minut priprava: 20 minut hladno: 30 minut peka: 8 minut naredi: 4 porcije

TA JAGNJEČJA NABODALA SO V BISTVUKAR JE V SREDOZEMLJU IN NA BLIŽNJEM VZHODU ZNANO KOT KOFTA: ZAČINJENO MLETO MESO (OBIČAJNO JAGNJETINA ALI GOVEDINA) SE OBLIKUJE V KROGLICE ALI OKOLI NABODALA IN NATO SPEČE NA ŽARU. SVEŽ IN POSUŠEN ORIGANO JIM DAJE ODLIČEN GRŠKI OKUS.

Lesena nabodala 8 x 10 palcev

JAGNJECJA NABODALA

1½ kilograma puste jagnjetine
1 manjša čebula, sesekljana in pretlačena do suhega
1 žlica sveže zdrobljenega origana
2 žlički sesekljanega posušenega origana
1 čajna žlička črnega popra

TZATZIKI OMAKO

1 skodelica paleo majoneze (glej<u>Recept</u>)
Polovica velike kumare brez pečk, narezana in ožeta
2 žlici svežega limoninega soka
1 strok česna, mlet

1. Nabodala za 30 minut namočite v dovolj vode.

2. Za jagnječja nabodala v veliki skledi zmešajte mleto jagnjetino, čebulo, svež in posušen origano ter poper. Dobro premešamo. Mešanico jagnjetine razdelite na

osem enakih delov. Vsak del oblikujte okoli sredine nabodala, tako da ustvarite 5x1-palčno poleno. Pokrijte in ohladite vsaj 30 minut.

3. Medtem za tzatziki omako v majhni skledi zmešajte paleo majonezo, kumare, limonin sok in česen. Pokrijte in ohladite do serviranja.

4. Za žar na oglje ali plin položite jagnječja nabodala neposredno na rešetko za pečenje na srednje močnem ognju. Pokrijte in pražite na srednje močnem ognju (160 °F) približno 8 minut. Na polovici kuhanja enkrat obrnite.

5. Jagnječja nabodala postrezite s tzatziki omako.

OCVRT PIŠČANEC Z ŽAFRANOM IN LIMONO

PRIPRAVA: 15 minut hladno: 8 ur zrezek: 1 ura 15 minut počitek: 10 minut izkupiček: 4 porcije

ŽAFRAN SO POSUŠENI PRAŠNIKI VRSTA ROŽE KROKUSA. JE DRAGO, A MALO GRE DALEČ. TEMU HRUSTLJAVO OCVRTEMU PIŠČANCU DAJE ZNAČILEN ZEMELJSKI OKUS IN ČUDOVIT RUMEN ODTENEK.

1 4 do 5 funtov celega piščanca

3 žlice oljčnega olja

6 strokov česna, mletega in olupljenega

1½ čajne žličke drobno naribane limonine lupinice

1 žlica svežega timijana

1½ žličke mletega črnega popra

½ žličke žafranove niti

2 lovorjeva lista

1 limona, narezana na četrtine

1. Odstranite vrat in drobovje s piščanca; zavrzite ali shranite za drugo uporabo. sperite telesno votlino piščanca; Posušite s papirnatimi brisačami. Piščancu odrežite odvečno kožo ali maščobo.

2. V kuhinjskem robotu zmešajte oljčno olje, česen, limonino lupinico, timijan, poper in žafran. Obdelujte, dokler ne dobite gladke paste.

3. S prsti vtrite pasto po zunanji in notranji votlini piščanca. Prenesite piščanca v veliko skledo; pokrijte in pustite v hladilniku vsaj 8 ur ali čez noč.

4. Pečico segrejte na 425°F. V votlino piščanca položite četrtine limone in lovorjev list. Noge zavežite s kuhinjsko vrvico iz 100% bombaža. Peruti potisnite pod piščanca. Vstavite termometer za meso v notranjo stegensko mišico, ne da bi se dotaknili kosti. Piščanca položite na rešetko v veliki ponvi.

5. Pečemo na žaru 15 minut. Zmanjšajte temperaturo pečice na 375 ° F. Pečemo še približno 1 uro oziroma dokler sok ne steče bister in termometer pokaže 175 ° F. Piščanca pokrijte s folijo. Pustite počivati 10 minut pred rezanjem.

OCVRT PIŠČANEC S SOLATO JICAMA

PRIPRAVA: 40 minut Žar: 1 ura 5 minut Počitek: 10 minut
Izkoristek: 4 porcije

"SPATCHCOCK" JE STAR KULINARIČNI IZRAZ TO SE JE PRED KRATKIM PONOVNO UPORABILO ZA OPIS POSTOPKA, KO MAJHNO PTICO, KOT JE PIŠČANEC ALI KOKOŠ CORNISH, RAZKOSAMO PO HRBTU, NATO JO ODPREMO IN SPLOŠČIMO KOT KNJIGO, DA SE LAHKO HITREJE IN BOLJ ENAKOMERNO SKUHA. JE PODOBEN METULJU, VENDAR JE POVEZAN SAMO S PERUTNINO.

PIŠČANEC
1 poblano čili
1 žlica drobno sesekljane šalotke
3 stroki česna, sesekljani
1 čajna žlička drobno sesekljane limonine lupinice
1 čajna žlička drobno naribane limetine lupinice
1 čajna žlička dimljene začimbe (glej Recept)
½ čajne žličke sesekljanega posušenega origana
½ čajne žličke mlete kumine
1 žlica oljčnega olja
1 3 do 3½ funtov celega piščanca

ZELJNA SOLATA
½ srednje velike jicama, olupljene in narezane na julien (približno 3 skodelice)
½ skodelice na tanko narezane mlade čebule (4)
1 jabolko Granny Smith, olupljeno, brez sredice in z julienom

⅓ skodelice sveže sesekljanega cilantra
3 žlice svežega pomarančnega soka
3 žlice oljčnega olja
1 čajna žlička limonine začimbe (glej<u>Recept</u>)

1. Za žar na oglje postavite srednje vroče oglje na eno stran žara. Pod prazno stran žara postavite posodo za odcejanje. Poblano postavite neposredno na žar na srednje velike oglje. Pokrijte in pecite na žaru 15 minut ali dokler poblano ne zogleni z vseh strani, občasno obrnite. Poblano takoj zavijte v aluminijasto folijo; Pustite 10 minut. Odprite folijo in poblano po dolgem prerežite na pol; Odstranite stebla in semena (glejte<u>nasvet</u>). Z ostrim nožem previdno odstranite kožo in jo zavrzite. Poblano drobno sesekljajte. (Za plinski žar predhodno segrejte žar; zmanjšajte toploto na srednje nizko. Nastavite za posredno kuhanje. Žar kot zgoraj, z gorilnikom.)

2. Za drgnjenje v majhni skledi zmešajte poblano, šalotko, česen, limonino lupinico, limonino lupinico, začimbe za dim, origano in kumino. dodajte olje; dobro premešajte, da naredite pasto.

3. Za namakanje piščanca odstranite vrat in drobovje s piščanca (razen za druge namene). Piščančje prsi položite navzdol na desko za rezanje. S kuhinjskimi škarjami odrežite del hrbtenice po dolžini od konca vratu. Ponovite vzdolžni rez na nasprotni strani hrbtenice. Odstranite in zavrzite hrbtenico. vrnite piščančjo kožo. Pritisnite med prsi, da zlomite prsnico, tako da piščanec leži ravno.

4. Začnite pri vratu na eni strani dojke in s prsti drsite med kožo in mesom, da zrahljate kožo, medtem ko se premikate po stegnu navzgor. Izpostavite kožo okoli stegna. Ponovite na drugi strani. S prsti podrgnite meso pod kožo piščanca.

5. Piščančje prsi položite na rešetko nad pladenj za odcejanje. Obtežite z dvema opekama, ovitima v folijo, ali veliko ponev iz litega železa. Pokrijte in pecite na žaru 30 minut. Piščančjega mesa obrnite s kostjo navzdol na žar in ga ponovno obtežite z opekami ali ponev. Pecite pokrito še približno 30 minut ali dokler piščanec ni več rožnat (175 °F pri stegenski mišici). Odstranite piščanca z žara. Pustite 10 minut. (Za plinski žar postavite piščanca na rešetko stran od ognja. Pecite na žaru kot zgoraj.)

6. Medtem za zeljno solato v veliki skledi zmešajte jicama, zeleni čaj, jabolko in koriander. V majhni skledi zmešajte pomarančni sok, olje in limonino lupinico. Prelijte čez mešanico jicama in premešajte, da se prekrije. Piščanca postrezite z zeljno solato.

OCVRTE PIŠČANČJE KRAČE Z VODKO, KORENJEM IN KEČAPOM

PRIPRAVA:Kuhajte 15 minut: Cvrite 15 minut: Pripravite 30 minut: 4 porcije

VODKA JE LAHKO IZDELANA IZ RAZLIČNIHRAZLIČNA ŽIVILA, KOT SO KROMPIR, KORUZA, RŽ, PŠENICA IN JEČMEN, CELO GROZDJE. ČEPRAV TA OMAKA NIMA VELIKO VODKE, ČE JO RAZDELITE NA ŠTIRI PORCIJE, POIŠČITE VODKO, NAREJENO S KROMPIRJEM ALI GROZDJEM, DA BO PRIJAZNA DO PALEO.

- 3 žlice oljčnega olja
- 4 četrtine piščančjih nog s kostmi ali kosi piščanca brez kože
- 1 28-unčna pločevinka rdečih sliv brez dodane soli, odcejena
- ½ skodelice drobno sesekljane čebule
- ½ skodelice drobno sesekljanega korenja
- 3 stroki česna, sesekljani
- 1 čajna žlička sredozemskih začimb (glejRecept)
- ⅛ čajne žličke kajenskega popra
- 1 vejica svežega rožmarina
- 2 žlici vodke
- 1 žlica sveže sesekljane bazilike (neobvezno)

1. Pečico segrejte na 375°F. V zelo veliki ponvi segrejte 2 žlici olja na srednje močnem ognju. Dodajte piščanca; kuhajte do enakomerne rjave barve, približno 12 minut ali dokler ne porjavi. Pekač postavimo v ogreto pečico. Odkrito pražimo 20 minut.

2. Medtem za omako s kuhinjskimi škarjami narežemo paradižnik. V srednji ponvi segrejte preostalo žlico olja na srednje močnem ognju. Dodajte čebulo, korenje in česen; Kuhajte 3 minute ali dokler se ne zmehča, pogosto mešajte. Dodamo narezan paradižnik, mediteranske začimbe, kajenski poper in vejico rožmarina. Zavremo na srednje močnem ognju; Zmanjšuje toploto. Odkrito dušimo 10 minut, občasno premešamo. dodajte vodko; kuhajte še 1 minuto; Odstranite in zavrzite vejico rožmarina.

3. Z omako prelijemo piščanca v ponvi. Pekač vrnemo v pečico. Pokrito pokrijte še približno 10 minut ali dokler piščanec ni več mehak in ni več rožnat (175 °F). Po želji potresemo z baziliko.

PIŠČANČJI RÔTIS IN RUTABAGA KROMPIRČEK

PRIPRAVA:Pečemo 40 minut: 40 minut Dobitek: 4 porcije

HRUSTLJAVI KROMPIRCEK RUTABAGA JE OKUSENPOSTREZENI Z OCVRTIM PISCANCEM IN PRIPADAJOCIMI SOKOVI ZA KUHANJE, VENDAR SO PRAV TAKO OKUSNI, CE SO NAREJENI IZ NIC IN POSTREZENI S PALEO KECAPOM (GLEJTE<u>RECEPT</u>) ALI POSTREZENO V BELGIJSKEM SLOGU S PALEO AIOLI (CESNOVA MAJONEZA, GLEJ).<u>RECEPT</u>).

6 žlic oljčnega olja

1 žlica sredozemskih začimb (glej<u>Recept</u>)

4 piščančja stegna brez kože s kostmi (skupaj približno 1¼ funta)

4 piščančja stegna brez kože (skupaj približno 1 kg)

1 skodelica suhega belega vina

1 skodelica piščančje kostne juhe (glej<u>Recept</u>) ali nesoljene piščančje juhe

1 majhna čebula, narezana na četrtine

olivno olje

1½ do 2 funta rutabagas

2 žlici sveže sesekljanega drobnjaka

Črni poper

1. Pečico segrejte na 400°F. V manjši skledi zmešajte 1 žlico oljčnega olja in mediteransko začimbo. zdrgnite kose piščanca. V zelo veliki ponvi segrejte 2 žlici olja. Dodajte koščke piščanca z mesom navzdol. Odkrito kuhajte približno 5 minut oziroma dokler ne porjavi. Ponev odstavimo s štedilnika. Popečene kose piščanca obrnite. Dodajte vino, juho iz piščančjih kosti in čebulo.

2. Pekač postavite v pečico na srednjo rešetko. Odkrito pečemo 10 minut.

3. Za pražen krompir večji pekač rahlo namastimo z olivnim oljem. dati na stran. Kolerabo očistimo. Z ostrim nožem narežite rutabagas na ½-palčne rezine. Rezine po dolžini narežite na ½-palčne trakove. V veliki skledi premešajte trakove rutabage s preostalimi 3 žlicami olja. Trakove rutabage v enem sloju razporedite po pripravljenem pekaču. Postavite v pečico na zgornjo rešetko. pečemo 15 minut; Pomfri. Piščanca pečemo še 10 minut oziroma dokler ni več rožnat. Odstranite piščanca iz pečice. Pomfrit pecite 5 do 10 minut ali dokler ne porjavi in se zmehča.

4. Odstranite piščanca in čebulo iz ponve, sok pa prihranite. Piščanca in čebulo pokrijte, da ostaneta topla. Sokove zavremo na srednjem ognju. Zmanjšuje toploto. Odkrito dušite približno 5 minut ali dokler se sok nekoliko ne zmanjša.

5. Za serviranje stresite drobnjak in začinite s poprom. Piščanca postrezite s kuharskimi sokovi in krompirčkom.

COQ AU TROJNO GOBJE VINO S PIREJEM RUTABAGA Z DROBNJAKOM

PRIPRAVA:Kuhajte 15 minut: 1 ura in 15 minut Izkoristek: 4 do 6 porcij

ČE JE V POSODI PESEKKO SE POSUŠENE GOBE ZMEHČAJO IN BODO VERJETNO IZCEDILE, TEKOČINO PRECEDITE SKOZI DVOJNO DEBELO GAZO V CEDILO Z DROBNIMI MREŽICAMI.

- 1 unča posušenih jurčkov ali smrčkov
- 1 skodelica vrele vode
- 2 do 2½ funtov piščančjih beder in krač brez kože
- Črni poper
- 2 žlici oljčnega olja
- 2 srednje velika pora po dolgem prepolovite, operite in na tanko narežite
- 2 gobi portobello, narezani
- 8 unč svežih gob ostrig, narezanih na peclje in narezane ali narezane sveže gobe
- ¼ skodelice paradižnikove mezge brez dodane soli
- 1 čajna žlička posušenega, zdrobljenega majarona
- ½ čajne žličke sesekljanega posušenega timijana
- ½ skodelice suhega rdečega vina
- 6 skodelic piščančje kostne juhe (glejRccept) ali nesoljene piščančje juhe
- 2 lovorjeva lista
- 2 do 2½ funtov rutabagas, olupljenih in narezanih
- 2 žlici sveže sesekljanega drobnjaka
- ½ čajne žličke črnega popra

sesekljan svež timijan (neobvezno)

1. V majhni skledi zmešajte jurčke in vrelo vodo. Pustite 15 minut. Odstranite gobe in prihranite tekočino za namakanje. sesekljajte gobe. Gobe in tekočino za namakanje odstavimo.

2. Piščanca potresemo s poprom. V zelo veliki ponvi s tesno prilegajočim pokrovom segrejte 1 žlico olivnega olja na srednje močnem ognju. Kose piščanca v dveh serijah kuhajte na vročem olju, dokler rahlo ne porjavijo, približno 15 minut. Enkrat jih zavrtite. Odstranite piščanca iz ponve. Dodamo por, gobe portobello in ostrigarje. Med občasnim mešanjem kuhajte 4-5 minut oziroma dokler gobe ne porjavijo. Dodajte paradižnikovo pasto, majaron in timijan; zavremo in mešamo 1 minuto. dodajte vino; zavremo in mešamo 1 minuto. Dodajte 3 skodelice piščančje kostne juhe, lovorjev list, 1/2 skodelice prihranjene tekočine za namakanje gob in sesekljane rehidrirane gobe. Piščanca vrnite v ponev. zavrite; Zmanjšuje toploto. pokrito cca. Kuhajte 45 minut oziroma dokler se piščanec ne zmehča. Piščanca na polovici pečenja enkrat obrnite.

3. V veliki ponvi zmešajte rutabagas in preostale 3 skodelice juhe. Po potrebi dolijemo vodo, da je koleraba prekrita. zavrite; Zmanjšuje toploto. Odkrito dušite 25 do 30 minut oziroma dokler se rutabaga ne zmehča, občasno premešajte. Kolerabo odcedimo in tekočino prihranimo. Kolerabo vrnemo v lonec. Dodajte preostalo žlico olivnega olja, drobnjak in ½ žličke popra. Z mešalnikom za krompir pretlačite mešanico rutabage in po potrebi

dodajte tekočino za kuhanje, da dosežete želeno konsistenco.

4. Odstranite lovorjev list iz piščančje mešanice; metati Postrezite piščanca in omako čez pire iz rutabagas. Po želji potresemo s svežim timijanom.

PEACH BRANDY GLAZIRANE NOGE

PRIPRAVA: 30 minut na žaru: 40 minut Dobitek: 4 porcije

TA PISCANCJA BEDRA SO POPOLNA. S HRUSTLJAVO OHROVTOVO SOLATO IN ZACINJENIM POMFRIJEM IZ SLADKEGA KROMPIRJA, PECENIM PO TUNIZIJSKEM RECEPTU ZA ZACINJENO SVINJSKO PLECE (GL. RECEPT). TUKAJ PRIKAZANO S HRUSTLJAVO REDKVICO, MANGOM IN METINO SOLATO (GLEJ RECEPT).

GLAZURA BRESKOVEGA ZGANJA
- 1 žlica oljčnega olja
- ½ skodelice sesekljane čebule
- 2 srednji sveži breskvi, razpolovljeni, razkoščičeni in nasekljani
- 2 žlici žganja
- 1 skodelica BBQ omake (glej Recept)
- 8 piščančjih beder (skupaj 2 do 2½ funtov), po želji odstranite kožo

1. Za glazuro v srednji ponvi segrejte oljčno olje na srednje močnem ognju. dodajte čebulo; kuhajte približno 5 minut ali dokler se ne zmehča, občasno premešajte. Dodajte breskve. Pokrijte in kuhajte 4 do 6 minut ali dokler se breskve ne zmehčajo, občasno premešajte. dodajte žganje; Odkrito kuhamo 2 minuti in občasno premešamo. Rahlo se ohladi. Mešanico breskev dajte v blender ali kuhinjski robot. Pokrijte in mešajte ali mešajte, dokler ni gladka. Dodajte omako za žar. Pokrijte in mešajte ali mešajte, dokler ni gladka. Omako prelijemo nazaj v lonec. Kuhajte na srednjem ognju,

dokler se ne segreje. V majhno skledo dodajte ¾ skodelice omake iz piščančjih prsi. Preostalo omako hranite na toplem, da jo lahko postrežete s piščancem na žaru.

2. Za žar na oglje položite srednje vroče oglje okoli ponve. Preverite srednjo temperaturo nad posodo za kapljanje. Piščančja bedra položite na rešetko nad pladenj za odcejanje. Pokrijte in pecite na žaru 40 do 50 minut ali dokler piščanec ni več rožnat (175 °F), pri čemer ga na polovici pečenja enkrat obrnite in v zadnjih 5 do 12 minutah in 10 minutah cvrtja polijte z ¾ skodelice glazure breskovega žganja. (Za plinski žar predhodno segrejte žar. Zmanjšajte toploto na srednjo temperaturo. Ogrevanje nastavite na indirektno kuhanje. Piščančja stegna položite na žar, ne da bi se pregrela. Žar pokrijte tudi po navodilih.)

ČILI MARINIRAN PISCANEC Z MELONO IN MANGOVO SOLATO

PRIPRAVA: 40 minut ohlajeno/marinirano: 2-4 ure žar: 50 minut Izkoristek: 6-8 porcij

ANCHO ČILI JE POSUŠEN POBLANO- GLOBOK, INTENZIVNO ZELEN ČILI POPER Z INTENZIVNO SVEŽIM OKUSOM. ANCHO PAPRIKA IMA RAHLO SADEN OKUS S PRIDIHOM SLIV ALI ROZIN IN LE KANČKOM GRENKOBE. NOVOMEHIŠKI ČILI JE LAHKO ZMERNO PEKOČ. SO TEMNO RDEČI ČILI, KI VISIJO V RISTRAH, PISANIH ARANŽMAJIH ZA SUŠENJE PAPRIKE, V DELIH JUGOZAHODA.

PIŠČANEC
- 2 posušeni novomehiški čili papriki
- 2 posušeni papriki
- 1 skodelica vrele vode
- 3 žlice oljčnega olja
- 1 velika sladka čebula, olupljena in narezana na debele rezine
- 4 romski paradižniki brez pečk
- 1 žlica mletega česna (6 strokov)
- 2 žlički mlete kumine
- 1 čajna žlička zdrobljenega posušenega origana
- 16 piščančjih nog

SOLATA
- 2 skodelici sesekljane melone
- 2 skodelici narezane melase
- 2 skodelici sesekljanega manga
- ¼ skodelice svežega limoninega soka

1 čajna žlička čilija v prahu
½ čajne žličke mlete kumine
¼ skodelice sesekljanega svežega cilantra

1. Za piščanca odstranite stebla in semena iz posušenih novomehiških in ancho čilijev. Veliko ponev segrejte na srednje močnem ognju. V ponvi pražimo papriko 1 do 2 minuti oziroma dokler ne zadiši in se rahlo popeče. Pečeno papriko položite v majhno skledo; V posodo nalijte vrelo vodo. Pustite vsaj 10 minut ali dokler ni pripravljen za uporabo.

2. Segrejte žar. Pekač obložimo z aluminijasto folijo; Preko folije pokapajte 1 žlico olivnega olja. V ponev dodamo rezine čebule in paradižnik. Pecite približno 4 cm od vročine 6 do 8 minut ali dokler se ne zmehča in zoglene. Čilije odcedimo in vodo prihranimo.

3. Za marinado v mešalniku ali kuhinjskem robotu zmešajte papriko, čebulo, paradižnik, česen, kumino in origano. Pokrijte in mešajte ali obdelajte, dokler ni gladka, ter po potrebi dodajte prihranjeno vodo, da postanete pire in dosežete želeno konsistenco.

4. Piščanca položite v veliko plastično vrečko, ki jo je mogoče zapreti, v plitvo posodo. Piščanca v vrečki prelijemo z marinado in vrečko obrnemo, da se enakomerno prekrije. Marinirajte v hladilniku 2 do 4 ure in vrečko občasno obrnite.

5. Za solato v zelo veliki skledi zmešajte melono, melaso, mango, limonin sok, preostali 2 žlici oljčnega olja, čili v prahu, kumino in koriander. Vrzi, da pokrije. Pokrijte in ohladite 1 do 4 ure.

6. Za žar na oglje položite srednje vroče oglje okoli ponve. Preverite ponev na srednjem ognju. Piščanca odcedite in marinado prihranite. Piščanca položite na rešetko nad pladenj za odcejanje. Piščanca izdatno namažite z nekaj prihranjene marinade (vso dodatno marinado zavrzite). Pokrijte in pecite na žaru 50 minut ali dokler piščanec ni več rožnat (175 °F). Na polovici kuhanja enkrat obrnite. (Za plinski žar predhodno segrejte žar. Zmanjšajte toploto na srednje nizko. Nastavite na indirektno kuhanje. Sledite navodilom in postavite piščanca na ugasnjen gorilnik.) Piščančja bedra postrezite s solato.

PIŠČANČJA BEDRA V SLOGU TANDOORI Z RAITO IZ KUMAR

PRIPRAVA: Marinirajte 20 minut: na žaru 2 do 24 ur: 25 minut
Naredi: 4 porcije

RAITA JE NAREJENA IZ INDIJSKIH OREŠČKOVKISLA SMETANA, LIMONIN SOK, META, KORIANDER IN KUMARE. ZAGOTAVLJA OSVEŽUJOČ KONTRAPUNKT PEKOČEMU IN ZAČINJENEMU PIŠČANCU.

PIŠČANEC

- Na tanko narežite 1 čebulo
- 1 2-palčni kos svežega ingverja, olupljen in na četrtine narezan
- 4 stroki česna
- 3 žlice oljčnega olja
- 2 žlici svežega limoninega soka
- 1 čajna žlička mlete kumine
- 1 čajna žlička mlete kurkume
- ½ čajne žličke mletega pimenta
- ½ čajne žličke mletega cimeta
- ½ čajne žličke črnega popra
- ¼ čajne žličke kajenskega popra
- 8 piščančjih nog

KUMARA RAITA

- 1 skodelica kreme iz indijskih oreščkov (glej<u>Recept</u>)
- 1 žlica svežega limoninega soka
- 1 žlica sesekljane sveže mete
- 1 žlica sveže sesekljanega koriandra
- ½ čajne žličke mlete kumine

⅛ čajne žličke črnega popra

1 srednja kumara, olupljena, brez semen in narezana na kocke (1 skodelica)

rezine limone

1. V mešalniku ali predelovalniku hrane zmešajte čebulo, ingver, česen, oljčno olje, limonin sok, kumino, kurkumo, piment, cimet, črni poper in kajenski pekoč paprika. Pokrijte in mešajte ali mešajte, dokler ni gladka.

2. S konico noža za lupljenje štirikrat ali petkrat zabodite vsako stegno. Palčke položite v veliko plastično vrečko, ki jo je mogoče ponovno zapreti, v veliko skledo. dodajte mešanico čebule; obrnite na pokrov. Marinirajte v hladilniku 2 do 24 ur, vrečko občasno obrnite.

3. Segrejte rešetke. Odstranite piščanca iz marinade. Odvečno marinado z beder pobrišite s papirnatimi brisačkami. Palčke položite na neogret žar ali na pekač, obložen s folijo. Pečemo 6 do 8 palcev od vira toplote 15 minut. flip palice; Pečemo na žaru (175 °F), približno 10 minut ali dokler piščanec ni več rožnat.

4. Za raito v srednji skledi zmešajte kremo iz indijskih oreščkov, limetin sok, meto, koriander, kumino in črni poper. Nežno dodajte kumaro.

5. Piščanca postrezite z raito in rezinami limone.

CURRY PIŠČANČJA ENOLONČNICA S KORENINO, ŠPARGLJI IN ZELENIM JABOLKOM TER METINO OMAKO

PRIPRAVA: 30 minut čas kuhanja: 35 minut čas počitka: 5 minut
Izkoristek: 4 porcije

- 2 žlici rafiniranega kokosovega ali oljčnega olja
- 2 kg piščančjih prsi s kostmi, po želji brez kože
- 1 skodelica sesekljane čebule
- 2 žlici sveže naribanega ingverja
- 2 žlici mletega česna
- 2 žlici neslanega karija v prahu
- 2 žlici jalapeño popra, sesekljanega in brez semen (glejte nasvet)
- 4 skodelice piščančje kostne juhe (glej Recept) ali nesoljene piščančje juhe
- 2 srednje velika sladka krompirja (približno 1 kg), olupljena in narezana
- 2 srednji pesi (približno 6 unč), olupljeni in narezani
- 1 skodelica narezanega paradižnika brez semen
- 8 unč špargljev, obrezanih in narezanih na 1-palčne kose
- 1 pločevinka navadnega kokosovega mleka po 13,5 unč (kot je Nature's Way)
- ½ skodelice sveže sesekljanega cilantra
- Okus jabolka z meto (glej Recept, nižje)
- rezine limone

1. V 6-četrtinski ponvi segrejte olje na srednje visoki vročini. Piščanca v serijah cvremo na vročem olju in enakomerno zapečemo približno 10 minut. Prenesite piščanca na krožnik; dati na stran.

2. Ogrevanje nastavite na srednje. V lonec dodajte čebulo, ingver, česen, curry in jalapeno. Kuhajte in mešajte 5 minut ali dokler se čebula ne zmehča. Dodamo piščančjo kostno juho, sladki krompir, peso in paradižnik. Kose piščanca položimo v lonec in pustimo, da se piščanec napije čim več tekočine. Zmanjšajte toploto na srednje nizko. Pokrijte in dušite 30 minut ali dokler piščanec ni več rožnat in zelenjava ni mehka. Dodajte šparglje, kokosovo mleko in koriander. Odstranite s štedilnika. Pustite 5 minut. Po potrebi piščanca odrežite s kosti, da ga enakomerno porazdelite po servirnih skledah. Postrezite z jabolčno zakuho, meto in rezinami limete.

Jabolčno metin okus: v kuhinjskem robotu zmečkajte 1/2 skodelice nesladkanih kokosovih kosmičev, dokler niso puhasti. Dodajte 1 skodelico svežih listov koriandra in kuhajte na pari; 1 skodelica svežih listov mete; 1 jabolko Granny Smith, olupljeno in narezano; 2 čajni žlički jalapeña, sesekljanega in brez semen (glejte<u>nasvet</u>); in 1 žlico svežega limoninega soka. Pulzirajte, dokler ni fino zmlet.

PIŠČANČJA PAILLARDOVA SOLATA NA ŽARU Z MALINAMI, PESO IN POPEČENIMI MANDLJI

PRIPRAVA:30 minut pečenja na žaru: 45 minut mariniranja: 15 minut pečenja na žaru: 8 minut Izkoristek: 4 porcije

½ skodelice celih mandljev
1½ čajne žličke oljčnega olja
1 srednja rdeča pesa
1 srednja zlata repa
2 polovici piščančjih prsi brez kosti in kože (6 do 8 unč)
2 skodelici svežih ali zamrznjenih malin, odmrznjenih
3 žlice belega ali rdečega vinskega kisa
2 žlici sveže sesekljanega pehtrana
1 žlica sesekljane šalotke
1 čajna žlička dijonske gorčice (glej<u>Recept</u>)
¼ skodelice olivnega olja
Črni poper
8 skodelic mešane spomladanske solate

1. Za mandlje segrejte pečico na 400°F. Mandlje razporedite po majhnem pekaču in prelijte s ½ čajne žličke olivnega olja. Pecite približno 5 minut oziroma dokler ne zadiši in zlato porumeni. Pustimo, da se ohladi. (Mandlje lahko pražite 2 dni vnaprej in jih shranite v nepredušni posodi.)

2. Za peso položite vsako peso na majhen kos aluminijaste folije in vsako pokapajte s ½ žličke oljčnega olja. Okoli pese ovijemo aluminijasto folijo in jo položimo na pekač ali pladenj. Peco pečemo v pečici pri 400 °F 40 do 50 minut ali dokler se ne zmehča, ko jo prebodemo z

nožem. Odstranite iz pečice in pustite, da se dovolj ohladi. Odstranite kožo z nožem za lupljenje. Peso narežemo in odstavimo. (Izogibajte se mešanju pese, da preprečite razbarvanje pese. Peso lahko spečete 1 dan vnaprej in ohladite. Pred serviranjem segrejte na sobno temperaturo.)

3. Za piščanca vodoravno prerežite vsako piščančjo prso na pol. Vsak kos piščanca položite med dva kosa plastične folije. Nežno pretlačite s kladivom za meso do približno 1 cm debeline. Piščanca položite v plitvo skledo in odstavite.

4. Za vinaigrette v veliki skledi z metlico nežno pretlačimo ¾ skodelice malin (preostale maline prihranimo za solato). Dodajte kis, pehtran, šalotko in dijonsko gorčico; stepajte, da se premeša. Dodajte ¼ skodelice oljčnega olja v tankem curku in premešajte, da se dobro poveže. Nalijte 1/2 skodelice vinaigrette čez piščanca; Piščanca obrnite na plašč (preostalo vinaigrette rezervirajte za solato). Piščanca mariniramo pri sobni temperaturi 15 minut. Piščanca vzamemo iz marinade in potresemo s poprom. Marinado stresite v skledo.

5. Za žar na oglje ali plin položite piščanca neposredno na rešetko za pečenje na srednje močnem ognju. Pokrijte in pražite 8 do 10 minut ali dokler piščanec ni več rožnat. Na polovici kuhanja enkrat obrnite. (Piščanca lahko spečete tudi na žaru.)

6. V veliki skledi zmešajte solato, zeleno peso in preostalo 1¼ skodelice malin. Solato prelijemo s prihranjenim vinom; nežno premešajte na plašč. Solato razdelite na

štiri servirne krožnike; Vsako obložite s kosom piščančjih prsi na žaru. Narežite popražene mandlje in jih potresite po vrhu. Postrezite takoj.

PIŠČANČJE PRSI POLNJENE Z BROKOLIJEM RABE S SVEŽO PARADIŽNIKOVO OMAKO IN CEZARJEVO SOLATO

PRIPRAVA: Kuhajte 40 minut: Pripravite 25 minut: 6 obrokov

- 3 žlice oljčnega olja
- 2 žlički mletega česna
- ¼ čajne žličke mlete rdeče paprike
- 1 funt raaba brokolija, obreženega in sesekljanega
- ½ skodelice nežveplanih zlatih rozin
- ½ skodelice vode
- 4 polovice piščančjih prsi s 5 do 6 unčami brez kosti in kože
- 1 skodelica sesekljane čebule
- 3 skodelice narezanih paradižnikov
- ¼ skodelice sveže sesekljane bazilike
- 2 žlički rdečega vinskega kisa
- 3 žlice svežega limoninega soka
- 2 žlici paleo majoneze (glej Recept)
- 2 žlički dijonske gorčice (glej Recept)
- 1 čajna žlička mletega česna
- ½ čajne žličke črnega popra
- ¼ skodelice olivnega olja
- 10 skodelic sesekljane zelene solate

1. V veliki ponvi segrejte 1 žlico oljčnega olja na srednje močnem ognju. Dodamo česen in strto rdečo papriko; kuhajte in mešajte 30 sekund ali dokler ne zadiši. Dodamo sesekljan brokoli, rozine in ½ skodelice vode. Pokrijte in kuhajte približno 8 minut oziroma dokler se brokoli ne zmehča in zmehča. Odstranite pokrov s ponve. Pustite, da odvečna voda izhlapi. Dati na stran.

2. Za roscones vsako piščančjo prso po dolžini prerežite na pol. Vsak kos položite med dva kosa plastične folije. S ploščato stranjo kladiva za meso nežno pretlačite piščanca, dokler ni debel približno ¼ palca. Za vsak zvitek položite približno ¼ skodelice mešanice brokoli-raab na enega od kratkih koncev; Zvijte in prepognite na stran, da popolnoma zajame nadev. (Zvitke lahko pripravite do 1 dan vnaprej in jih ohladite, dokler niso pripravljeni za kuhanje.)

3. V veliki ponvi segrejte 1 žlico oljčnega olja na srednje močnem ognju. Dodajte zvitke, stran s šivi navzdol. Kuhajte približno 8 minut ali dokler ne porjavi z vseh strani. Med kuhanjem dvakrat ali trikrat obrnite. Zvitke prestavimo na krožnik.

4. Za omako segrejte preostalo 1 žlico oljčnega olja v ponvi na srednje močnem ognju. Dodajte čebulo; kuhajte približno 5 minut ali dokler ne postane prosojno. Dodajte paradižnik in baziliko. Zvitke položimo čez omako v pekaču. Zavremo na srednje močnem ognju; Zmanjšuje toploto. Pokrijte in kuhajte približno 5 minut ali dokler se paradižniki ne začnejo razpadati, vendar še vedno ohranijo obliko in se zvitki segrejejo.

5. Za pripravo preliva v majhni skledi zmešajte limonin sok, paleo majonezo, dijonsko gorčico, česen in črni poper. Pokapajte z ¼ skodelice oljčnega olja in mešajte, dokler ni emulgirana. V veliki skledi prelijte preliv s sesekljano solato. Za serviranje razdelite romansko solato na šest servirnih krožnikov. Zvitke narežemo in položimo na solato; Prelijemo s paradižnikovo omako.

PIŠČANČJI ZAVITKI SHAWARMA NA ŽARU Z ZAČINJENO ZELENJAVO IN PRELIVOM IZ PINJOL

PRIPRAVA: Marinirajte 20 minut: na žaru 30 minut: pripravite 10 minut: 8 zavitkov (4 porcije)

- 1½ funta piščančjih prsi brez kože in kosti, narezanih na 2-palčne kose
- 5 žlic oljčnega olja
- 2 žlici svežega limoninega soka
- 1¾ čajne žličke mlete kumine
- 1 čajna žlička mletega česna
- 1 čajna žlička paprike
- ½ čajne žličke karija v prahu
- ½ čajne žličke mletega cimeta
- ¼ čajne žličke kajenskega popra
- 1 srednja bučka, prerezana na pol
- 1 majhen jajčevec, narezan na ½-palčne rezine
- 1 velika rumena paprika, prerezana na pol in brez semen
- 1 srednja rdeča čebula, narezana na četrtine
- 8 češnjevih paradižnikov
- 8 velikih listov zelene solate
- Omaka iz praženih pinjol (glej<u>Recept</u>)
- rezine limone

1. Za marinado v majhni skledi zmešajte 3 žlice oljčnega olja, limonin sok, 1 čajno žličko kumine, česen, ½ čajne žličke paprike, curry v prahu, ¼ čajne žličke cimeta in kajenski poper. Kose piščanca položite v veliko plastično vrečko, ki jo je mogoče ponovno zapreti, v

plitvo posodo. Piščanca prelijemo z marinado. tesnilna vrečka; Zasukajte vrečko, da jo izvlečete. Marinirajte v hladilniku 30 minut, vrečko občasno obrnite.

2. Odstranite piščanca iz marinade; Zavrzite marinado. Piščanca nataknite na štiri dolga nabodala.

3. Bučke, jajčevce, papriko in čebulo naložimo na pekač. Pokapljamo z 2 žlicama olivnega olja. Potresemo s preostalo ¾ čajne žličke kumine, ½ čajne žličke paprike in preostalo ¼ čajne žličke cimeta. Zelenjavo nežno zdrgnite. Paradižnik nataknite na dva nabodala.

3. Za plinski žar ali žar na oglje položite piščančja in paradižnikova nabodala ter zelenjavo na rešetko za kuhanje na srednje močnem ognju. Pokrijte in pecite na žaru, dokler piščanec ni več rožnat, zelenjava pa rahlo zoglenela in hrustljava. Vrni se enkrat. Za piščanca počakajte 10-12 minut, za zelenjavo 8-10 minut in za paradižnik 4 minute.

4. Odstranite piščanca iz pekača. Piščanca prerežemo, bučke, jajčevce in papriko pa narežemo na majhne koščke. Odstranite paradižnike z nabodal (ne sekljajte). Piščanca in zelenjavo razporedite v skledo. Za serviranje položite nekaj piščanca in zelenjave na list solate; Prelijemo s prelivom iz popečenih pinjol. Postrezite z rezinami limone.

PEČENE PIŠČANČJE PRSI Z GOBAMI, CVETAČO S ČESNOVIM PIREJEM IN OCVRTIMI ŠPARGLJI

OD ZAČETKA DO KONCA: 50 minut pomeni: 4 obroke

- 4 polovice piščančjih prsi s kostjo, s kožo, 10 do 12 unč
- 3 skodelice majhnih belih gob
- 1 skodelica na tanke rezine narezanega pora ali rumene čebule
- 2 skodelici piščančje kostne juhe (glej[Recept](#)) ali nesoljene piščančje juhe
- 1 skodelica suhega belega vina
- 1 velik šopek svežega timijana
- Črni poper
- beli vinski kis (neobvezno)
- 1 glavica cvetače, razdeljena na cvetove
- 12 olupljenih strokov česna
- 2 žlici oljčnega olja
- Beli poper ali kajenski poper
- 1 kilogram špargljev, narezanih
- 2 žlički oljčnega olja

1. Pečico segrejte na 400°F. Piščančje prsi razporedite v 3-litrski pravokotni lonec. Po vrhu potresemo gobe in por. Piščanca in zelenjavo prelijemo s piščančjo kostno juho in vinom. Potresemo s timijanom in potresemo s črnim poprom. Posodo pokrijemo z aluminijasto folijo.

2. Pečemo 35 do 40 minut oziroma dokler termometer s takojšnjim odčitavanjem, vstavljen v piščanca, ne pokaže 170°F. Odstranite in zavrzite vejice timijana. Po

želji tekočino za dušenje pred serviranjem začinite s kančkom kisa.

2. Medtem v veliki ponvi kuhajte cvetačo in česen v dovolj vrele vode, da sta pokrita, približno 10 minut ali dokler nista zelo mehka. Cvetačo in česen odcedimo, prihranimo 2 žlici tekočine od kuhanja. V kuhinjski robot ali veliko skledo dodajte cvetačo in prihranjeno tekočino za kuhanje. Predelajte do gladkega* ali pretlačite s pretlačilom za krompir. Dodamo 2 žlici oljčnega olja in začinimo z belim poprom. Pustite na toplem do serviranja.

3. Šparglje v enem sloju razporedite po pekaču. Pokapajte z 2 žličkama olivnega olja in premešajte. Potresemo s črnim poprom. Pecite v pečici pri 400 °F približno 8 minut ali dokler ne postane hrustljavo, pri tem pa enkrat premešajte.

4. Pretlačeno cvetačo razdelite na šest servirnih krožnikov. Na vrh položite piščanca, gobe in por. Zalijemo z malo tekočine za kuhanje; Postrežemo ga z ocvrtimi šparglji.

*Opomba: Če uporabljate kuhinjski robot, pazite, da ne predelate preveč, sicer bo cvetača postala pretanka.

PISCANCJA JUHA NA TAJSKI NACIN

PRIPRAVA: Zamrznite 30 minut: Kuhajte 20 minut: Pripravite 50 minut: 4 do 6 obrokov

TAMARINDA JE KISLO IN MOSUSNO SADJE. UPORABLJA SE V INDIJSKI, TAJSKI IN MEHISKI KUHINJI. ŠTEVILNE KOMERCIALNO IZDELANE TAMARINDOVE PASTE VSEBUJEJO SLADKOR, ZATO SE PREPRICAJTE, DA KUPITE TAKSNO, KI GA NE VSEBUJE. LISTI KAFIRSKE LIMETE SO NA VOLJO SVEZI, ZAMRZNJENI IN POSUSENI NA VECINI AZIJSKIH TRGOV. ČE JIH NE NAJDETE, LISTE V TEM RECEPTU NADOMESTITE Z 1½ CAJNE ZLICKE DROBNO NARIBANE LIMETINE LUPINICE.

- 2 stebli limonske trave, sesekljani
- 2 žlici nerafiniranega kokosovega olja
- ½ skodelice na tanke rezine narezane mlade čebule
- 3 veliki stroki česna, na tanko narezani
- 8 skodelic juhe iz piščančjih kosti (glej Recept) ali nesoljene piščančje juhe
- ¼ skodelice tamarindove paste brez dodanega sladkorja (kot je blagovna znamka Tamicon)
- 2 žlici oblakovih kosmičev
- 3 sveži tajski čiliji, narezani na tanke rezine z nedotaknjenimi semeni (glej nasvet)
- 3 listi kaffir limete
- 1 3-palčni kos ingverja, narezan na tanke rezine
- 4 polovice piščančjih prsi brez kosti in kože po 6 unč
- 1 14,5-unčna pločevinka praženih, nesoljenih, na kocke narezanih paradižnikov

6 unč tanko narezanih špargljev, obrezanih in diagonalno narezanih na ½-palčne kose

½ skodelice pakiranih listov tajske bazilike (glejteOpozorilo)

1. S hrbtno stranjo noža in z močnim pritiskom zdrobite stebla limonske trave. Zdrobljena stebla drobno sesekljajte.

2. V nizozemski pečici segrejte kokosovo olje na srednje visoki temperaturi. Dodajte limonsko travo in zeleno čebulo; Kuhajte 8-10 minut, pogosto mešajte. Dodajte česen; kuhajte in mešajte 2 do 3 minute ali dokler ne zadiši.

3. Dodajte piščančjo kostno juho, tamarindovo pasto, kosmiče, čilije, limetine liste in ingver. zavrite; Zmanjšuje toploto. Pokrijte in na majhnem ognju kuhajte 40 minut.

4. Medtem zamrznite piščanca za 20 do 30 minut ali dokler ni strjen. Piščanca narežemo na tanke rezine.

5. Precedite juho skozi cedilo s finimi mrežicami v veliko ponev in pritisnite s hrbtno stranjo velike žlice, da izločite okuse. Zavrzite trdne snovi. Juho zavremo. Dodajte piščanca, neskrčene paradižnike, šparglje in baziliko. Zmanjša toploto; Kuhajte brez pokrova 2 do 3 minute ali dokler se piščanec ne zmehča. Postrezite takoj.

PEČEN PIŠČANEC Z LIMONINIM ŽAJBLJEM IN ESCAROLE

PRIPRAVA:15 minut Pečenje: 55 minut Počitek: 5 minut
Dobitek: 4 porcije

REZINE LIMONE IN LIST ŽAJBLJAMESO, STISNJENO POD KOŽO PIŠČANCA, JE MED PEČENJEM ODLIČNEGA OKUSA IN NAREDI OSUPLJIV VZOREC POD HRUSTLJAVO, NEPROZORNO KOŽO, POTEM KO PRIDE IZ PEČICE.

4 polovice piščančjih prsi s kostmi (s kožo)
1 limona, narezana na zelo tanke rezine
4 veliki listi žajblja
2 žlički oljčnega olja
2 čajni žlički sredozemskih začimb (glej<u>Recept</u>)
½ čajne žličke črnega popra
2 žlici ekstra deviškega oljčnega olja
2 šalotki, narezani
2 stroka česna, sesekljana
4 po dolžini razpolovljene endivije

1. Pečico segrejte na 400°F. Z nožem za lupljenje nežno ločite kožo z vsake polovice prsi, tako da se drži na eni strani. Na meso vsake prsi položite 2 rezini limone in 1 list žajblja. Nežno odlepite kožo in nežno pritisnite, da se strdi.

2. Piščanca dajte v manjšo ponev. Piščanca namažite z 2 žličkama oljčnega olja; Potresemo z mediteranskimi začimbami in ¼ žličke popra. Pecite brez pokrova približno 55 minut ali dokler koža ne postane zlata in hrustljava ter termometer s takojšnjim odčitavanjem,

vstavljen v piščanca, pokaže 170 °F. Pred serviranjem naj piščanec počiva 10 minut.

3. V veliki ponvi segrejte 2 žlici oljčnega olja na srednje močnem ognju. Dodamo šalotko; kuhajte približno 2 minuti ali dokler ne postane prosojno. Escarole potresemo s preostalo ¼ čajne žličke popra. V ponev damo česen. Dodajte escarole v ponev in obrežite stranice. Kuhajte 5 minut ali dokler ne porjavi. Endivijo nežno obrnite; kuhajte še 2 do 3 minute ali dokler se ne zmehča. Postrezite s piščancem.

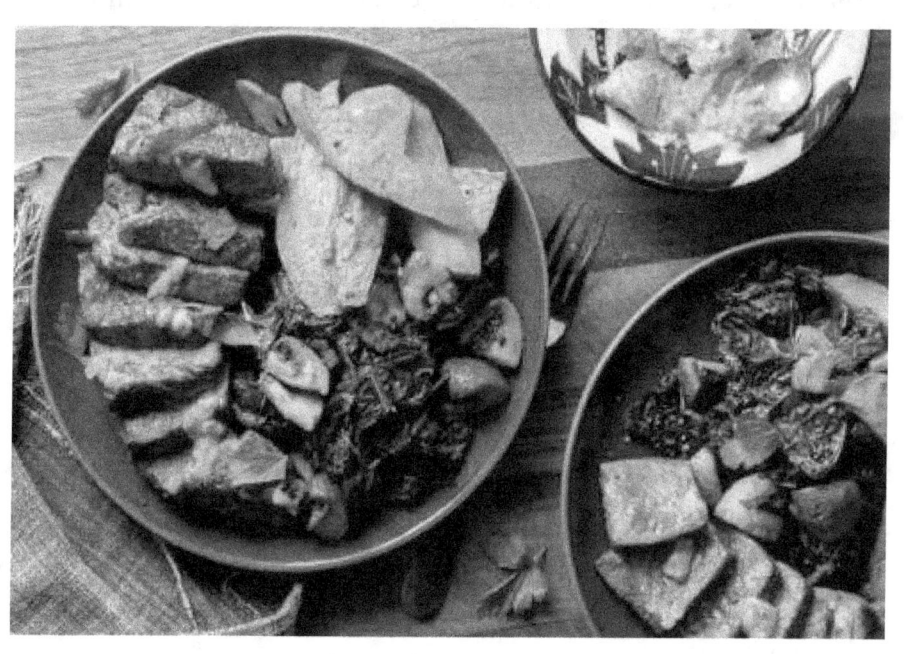

PIŠČANEC Z DROBNJAKOM, VODNO KREŠO IN REDKVICAMI

PRIPRAVA:Kuhajte 20 minut - Pecite 8 minut - Za 30 minut - 4 porcije

ČEPRAV SE SLIŠI NENAVADNO KUHATI REDKVICE,TUKAJ SO KOMAJ KUHANI, LE TOLIKO, DA SE NJIHOV PIKANTNI GRIŽLJAJ OMILI IN NEKOLIKO ZMEHČA.

3 žlice oljčnega olja
4 polovice piščančjih prsi s 10 do 12 unčami (s kožo)
1 žlica limonine začimbe (glejRecept)
¾ skodelice sesekljane mlade čebule
6 redkvic, narezanih na tanke rezine
¼ čajne žličke črnega popra
½ skodelice suhega belega vermuta ali suhega belega vina
⅓ skodelice kreme iz indijskih oreščkov (glejteRecept)
1 šopek vodne kreše, stebla narezana, grobo narezana
1 žlica sveže sesekljanega kopra

1. Pečico segrejte na 350°F. V veliki ponvi segrejte oljčno olje na srednje močnem ognju. Piščanca osušite s papirnato brisačo. Piščanca kuhajte s kožo navzdol 4 do 5 minut ali dokler koža ni zlato rjava in hrustljava. Flip piščanec; kuhajte približno 4 minute ali dokler ne porjavi. Piščanca položite s kožo navzgor v plitvo ponev. Piščanca potresemo z limonino začimbo. Pečemo približno 30 minut ali dokler termometer s takojšnjim odčitavanjem, vstavljen v piščanca, ne pokaže 170 °F.

2. Medtem vlijte vse, razen 1 žlico ponve. Ponovno segrejte ponev. Dodajte zeleno čebulo in redkev; Kuhajte 3

minute oziroma dokler drobnjak ne oveni. Potresemo s poprom. Dodajte vermut in premešajte, da postrgate morebitne porjavele koščke. zavrite; kuhamo toliko časa, da se zreducira in malo zgosti. dodajte kremo iz indijskih oreščkov; zavrite. Ponev odstavimo s štedilnika. Dodajte vodno krešo in koper ter nežno premešajte, dokler vodna kreša ne oveni. Dodajte morebitni piščančji sok, ki se je nabral v ponvi.

3. Mešanico mlade čebule razdelite na štiri servirne krožnike. Na vrh s piščancem.

PIŠČANČJA TIKKA MASALA

PRIPRAVA: Marinirajte 30 minut: kuhajte 4 do 6 ur: pražite 15 minut: pripravite 8 minut: 4 porcije

NAVDIHNILA GA JE ZELO PRILJUBLJENA INDIJSKA JED. MORDA NI NASTALA V INDIJI, AMPAK V INDIJSKI RESTAVRACIJI V VELIKI BRITANIJI. TRADICIONALNA PIŠČANČJA TIKKA MASALA ZAHTEVA, DA JE PIŠČANEC MARINIRAN V JOGURTU IN NATO KUHAN V KREMASTI IN AROMATIČNI PARADIŽNIKOVI OMAKI. BREZ MLEČNIH IZDELKOV, KI BI POKVARILI OKUS OMAKE, JE TA RAZLIČICA ZELO ČISTEGA OKUSA. NAMESTO RIŽA JE POSTREŽENA NA HRUSTLJAVIH BUČKINIH REZANCIH.

- 1½ kg piščančjih beder ali polovic piščančjih prsi brez kosti in kože
- ¾ skodelice navadnega kokosovega mleka (kot je Nature's Way)
- 6 strokov česna, sesekljanih
- 1 žlica sveže naribanega ingverja
- 1 čajna žlička mletega koriandra
- 1 čajna žlička paprike
- 1 čajna žlička mlete kumine
- ¼ čajne žličke mletega kardamoma
- 4 žlice rafiniranega kokosovega olja
- 1 skodelica sesekljanega korenja
- 1 tanko narezana zelena
- ½ skodelice sesekljane čebule
- 2 papriki jalapeño ali serrano, brez semen (po želji) in drobno sesekljani (glejte nasvet)

- 1 14,5-unčna pločevinka praženih, nesoljenih, na kocke narezanih paradižnikov
- 1 8-unčna pločevinka paradižnikove omake brez dodane soli
- 1 čajna žlička Garam Masala brez dodane soli
- 3 srednje velike buče
- ½ čajne žličke črnega popra
- sveži listi koriandra

1. Če uporabljate piščančje krače, vsako nogo narežite na tretjine. Če uporabljate polovice piščančjih prsi, vsako polovico prsi narežite na 2-palčne kose in vodoravno razpolovite debele dele, da postanejo tanjši. Piščanca položite v veliko plastično vrečko, ki jo je mogoče zapreti. dati na stran. Za marinado v majhni skledi zmešajte 1/2 skodelice kokosovega mleka, česen, ingver, koriander, papriko, kumino in kardamom. Piščanca v vrečki prelijemo z marinado. Vrečko zaprite in obrnite, da pokrije piščanca. Vrečko postavite v srednje veliko skledo. Marinirajte v hladilniku 4 do 6 ur in vrečko občasno obrnite.

2. Predgrejte žare. V veliki ponvi segrejte 2 žlici kokosovega olja na srednje močnem ognju. Dodajte korenje, zeleno in čebulo; Kuhajte 6 do 8 minut oziroma dokler se zelenjava ne zmehča, občasno premešajte. Dodajte jalapeños; kuhamo in mešamo še 1 minuto. Dodamo neolupljene paradižnike in paradižnikovo omako. zavrite; Zmanjšuje toploto. Odkrito dušimo približno 5 minut oziroma dokler se omaka rahlo ne zgosti.

3. Piščanca odcedimo in zavržemo marinado. Kose piščanca razporedite v eno plast na neogreto rešetko ponve.

Pecite 5 do 6 centimetrov od vročine 8 do 10 minut ali dokler piščanec ni več rožnat, pri čemer ga na polovici pečenja enkrat obrnite. Paradižnikovi mešanici v ponvi dodajte kuhane koščke piščanca in preostalo ¼ skodelice kokosovega mleka. Kuhajte 1-2 minuti ali dokler se ne segreje. Odstranite s štedilnika; Dodajte garam masalo.

4. Bučko narežemo. Z rezalnikom za julienne narežite bučke na dolge tanke trakove. V zelo veliki ponvi na srednje močnem ognju segrejte preostali 2 žlici kokosovega olja. Dodajte trakove bučk in črni poper. Kuhajte in mešajte 2 do 3 minute ali dokler buča ni hrustljava in mehka.

5. Za serviranje squash razdelite na štiri servirne krožnike. Na vrh nanesite mešanico piščanca. Okrasite z listi koriandra.

RAS EL HANOUT PISCANCJA BEDRA

PRIPRAVA: Kuhajte 20 minut: Pripravite 40 minut: 4 porcije

RAS EL HANOUT JE LETOVISCEIN EKSOTICNA MESANICA MAROSKIH ZACIMB. BESEDNA ZVEZA V ARABSCINI POMENI "TRGOVEC", KAR POMENI, DA GRE ZA EDINSTVENO MESANICO NAJBOLJSIH ZACIMB, KI JIH PONUJA PRODAJALEC ZACIMB. NI DOLOCENEGA RECEPTA ZA RAS EL HANOUT, VENDAR POGOSTO VKLJUCUJE MESANICO INGVERJA, JANEZA, CIMETA, MUSKATNEGA ORESCKA, POPRA V ZRNU, NAGELJNOVIH ZBIC, KARDAMOMA, SUHIH CVETOV (KOT STA SIVKA IN VRTNICA), CRNEGA NIGELLE, MACE, GALANGALA IN KURKUME...

- 1 žlica mlete kumine
- 2 čajni žlički mletega ingverja
- 1½ žličke črnega popra
- 1½ žličke mletega cimeta
- 1 čajna žlička mletega koriandra
- 1 čajna žlička kajenskega popra
- 1 čajna žlička mletega pimenta
- ½ čajne žličke mletih nageljnovih žbic
- ¼ čajne žličke mletega muškatnega oreščka
- 1 čajna žlička žafrana (neobvezno)
- 4 žlice nerafiniranega kokosovega olja
- 8 piščančjih beder s kostmi
- 1 8-unčni paket svežih gob, narezanih
- 1 skodelica sesekljane čebule
- 1 skodelica sesekljane rdeče, rumene ali zelene paprike (1 velika)

4 paradižniki Roma, brez sredice, semen in narezane

4 stroki česna, sesekljani

2 13,5-unčni pločevinki navadnega kokosovega mleka (kot je Nature's Way)

3 do 4 žlice svežega limoninega soka

¼ skodelice drobno sesekljanega svežega cilantra

1. Za ras el hanout v srednje velikem možnarju ali pestiču ali majhni skledi po želji zmešajte kumino, ingver, črni poper, cimet, koriander, kajenski poper, nageljnove žbice, muškatni orešček in žafran. Zdrobimo z možnarjem ali premešamo z žlico, da se dobro premeša. Dati na stran.

2. V zelo veliki ponvi segrejte 2 žlici kokosovega olja na srednje močnem ognju. Piščančja bedra pokapajte z 1 žlico ras el hanout. Dodajte piščanca v ponev; Kuhajte 5 do 6 minut ali do zlate barve, na polovici kuhanja pa enkrat obrnite. Odstranite piščanca iz ponve. ohranjanje toplega

3. V isti ponvi na srednje močnem ognju segrejte preostali 2 žlici kokosovega olja. Dodajte gobe, čebulo, papriko, paradižnik in česen. Kuhajte in mešajte približno 5 minut oziroma dokler se zelenjava ne zmehča. Dodajte kokosovo mleko, limonin sok in 1 žlico ras el hanout. Piščanca vrnite v ponev. zavrite; Zmanjšuje toploto. Pokrijte in dušite približno 30 minut oziroma dokler se piščanec ne zmehča.

4. Piščanca, zelenjavo in omako postrežemo v skledicah. Okrasite s koriandrom.

Opomba: Ostanke ras el hanout hranite v pokriti posodi do 1 meseca.

PISCANCJA BEDRA V MARINADI IZ KARAMBOLOV NA KUHANI SPINACI

PRIPRAVA:Marinirajte 40 minut: Kuhajte 4 do 8 ur: 45 minut
Pripravite: 4 porcije

PO POTREBI PIŠČANCA OSUŠITE.S PAPIRNATO BRISAČO, POTEM KO PRIDE IZ MARINADE, PREDEN JO OCVRETE V PONVI. MOREBITNO TEKOČINO, KI OSTANE V MESU, POKAPLJAMO V VROČE OLJE.

- 8 piščančjih stegen s kostmi (1½ do 2 funta), brez kože
- ¾ skodelice belega ali jabolčnega kisa
- ¾ skodelice svežega pomarančnega soka
- ½ skodelice vode
- ¼ skodelice sesekljane čebule
- ¼ skodelice sesekljanega svežega cilantra
- 4 stroki česna, sesekljani
- ½ čajne žličke črnega popra
- 1 žlica oljčnega olja
- 1 karambola (karambola), narezana
- 1 skodelica piščančje kostne juhe (glej<u>Recept</u>) ali nesoljene piščančje juhe
- 2 paketa po 9 unč svežih listov špinače
- sveži listi koriandra (neobvezno)

1. Piščanca postavite v nizozemsko pečico iz nerjavečega jekla ali emajla. dati na stran. V srednje veliki skledi zmešajte kis, pomarančni sok, vodo, čebulo, ¼ skodelice sesekljanega korianderja, česen in poper. prelijemo čez piščanca. Pokrijte in marinirajte v hladilniku 4 do 8 ur.

2. Piščančjo mešanico zavrite v nizozemski pečici na srednje močnem ognju; Zmanjšuje toploto. Pokrijte in dušite 35 do 40 minut ali dokler piščanec ni več rožnat.

3. V zelo veliki ponvi segrejte olje na srednje močnem ognju. S kleščami odstranite piščanca iz nizozemske pečice in ga nežno stresite, da odteče tekočina od kuhanja. tekočino pri kuhanju prihranite. Piščanca popečemo z vseh strani, pogosto enakomerno popečemo.

4. Medtem precedite tekočino od kuhanja za omako. se vrne v nizozemsko pečico. Zavremo. Kuhamo približno 4 minute, da se malo reducira in zgosti; dodajte karambolo; Kuhajte 1 minuto. Piščanca vrnite v omako v nizozemski pečici. Odstranite s štedilnika; pokrijte, da ostane toplo.

5. Očistite ponev. V ponev vlijemo juho iz piščančjih kosti. Zavremo na srednje močnem ognju; Dodajte špinačo. Zmanjša toploto; Na nizkem ognju kuhamo 1-2 minuti oziroma toliko časa, da špinača ob stalnem mešanju oveni. Z žlico z režami prenesite špinačo na servirni krožnik. Vrh s piščancem in omako. Po želji potresemo s koriandrovimi listi.

PIŠČANČJI POBLANO TACOS Z ZELJEM IN CHIPOTLE MAYO

PRIPRAVA:Pečemo 25 minut: 40 minut Dobitek: 4 porcije

POSTREZITE TE NEUREJENE, A OKUSNE TAKOSE.Z VILICAMI ODSTRANIMO NADEV, KI MED JEDJO PADE Z ZELJNEGA LISTA.

1 žlica oljčnega olja

2 poblano papriki, brez semen (po želji) in sesekljani (glnasvet)

½ skodelice sesekljane čebule

3 stroki česna, sesekljani

1 žlica neslanega čilija v prahu

2 žlički mlete kumine

½ čajne žličke črnega popra

1 8-unčna pločevinka paradižnikove omake brez dodane soli

¾ skodelice piščančje kostne juhe (glejRecept) ali nesoljene piščančje juhe

1 čajna žlička posušenega mehiškega origana, zdrobljenega

1 do 1½ funta piščančjih beder brez kosti in kože

10 do 12 srednje velikih do velikih zeljnih listov

Chipotle Paleo Mayo (glejRecept)

1. Pečico segrejte na 350°F. V veliki ponvi, odporni na pečico, segrejte olje na srednje močnem ognju. Dodamo poblano papriko, čebulo in česen; zavremo in mešamo 2 minuti. Dodajte čili v prahu, kumino in črni poper; kuhajte in mešajte še 1 minuto (po potrebi zmanjšajte ogenj, da se začimbe ne zažgejo).

2. V ponev dodajte paradižnikovo omako, juho iz piščančjih kosti in origano. Zavremo. Piščančja bedra nežno položite v paradižnikovo mešanico. Ponev pokrijemo s pokrovko. Pecite približno 40 minut ali dokler se piščanec ne zmehča (175 °F), pri čemer ga enkrat na polovici obrnite.

3. Odstranite piščanca iz ponve; Rahlo se ohladi. Z dvema vilicama razrežemo piščanca na majhne koščke. Narezan piščanec vmešajte v paradižnikovo mešanico v ponvi.

4. Za serviranje vmešajte piščančjo mešanico v zelenje. Vrh s Chipotle Paleo Mayo.

PIŠČANČJA ENOLONČNICA S KORENJEM IN BOK CHOY

PRIPRAVA: 15 minut kuhanje: 24 minut počitek: 2 minuti
Dobitek: 4 porcije

BABY BOK CHOY JE ZELO OBČUTLJIV IN SE LAHKO SKUHA V TRENUTKU. ČE ŽELITE OHRANITI HRUSTLJAV IN SVEŽ OKUS, NE OVENEL ALI RAZMOČEN, GA KUHAJTE V SOPARI V VROČEM POKRITEM LONCU (NA ŠTEDILNIKU) NAJVEČ 2 MINUTI, PREDEN ENOLONČNICO POSTREŽETE.

- 2 žlici oljčnega olja
- 1 por, narezan (bel in svetlo zelen del)
- 4 skodelice piščančje kostne juhe (glej<u>Recept</u>) ali nesoljene piščančje juhe
- 1 skodelica suhega belega vina
- 1 žlica dijonske gorčice (glej<u>Recept</u>)
- ½ čajne žličke črnega popra
- 1 vejica svežega timijana
- 1¼ funta piščančjih beder brez kože in kosti, narezanih na 1-palčne kose
- 8 unč mladega korenja, obrezanih, opranih, obrezanih in prepolovljenih po dolžini ali 2 srednje velika korenčka, narezana diagonalno
- 2 žlički drobno naribane limonine lupinice (rezerviraj)
- 1 žlica svežega limoninega soka
- 2 glavi baby bok choya
- ½ žličke sveže sesekljanega timijana

1. V veliki ponvi segrejte 1 žlico oljčnega olja na srednje močnem ognju. Por kuhajte na vročem olju 3 do 4 minute oziroma dokler se ne zmehča. Dodajte juho iz

piščančjih kosti, vino, dijonsko gorčico, ¼ čajne žličke popra in vejico timijana. zavrite; Zmanjšuje toploto. Kuhajte 10 do 12 minut oziroma dokler se tekočina ne zmanjša za približno tretjino. Zavrzite vejico timijana.

2. V nizozemski pečici segrejte preostalo žlico oljčnega olja na srednje močnem ognju. Piščanca potresemo s preostalo ¼ čajne žličke popra. V vročem olju jih med občasnim mešanjem pražimo približno 3 minute ali dokler ne porjavijo. Po potrebi odcedimo maščobo. Previdno dodajte mešanico reducirane osnove v ponev in postrgajte morebitne rjave koščke. Dodajte korenje. zavrite; Zmanjšuje toploto. Odkrito dušite 8 do 10 minut oziroma dokler se korenje ne zmehča. Dodajte limonin sok. Bok choy po dolžini prerežemo na pol. (Če so glave bok choya velike, jih narežite na četrtine.) Položite bok choy na vrh piščanca v ponvi. Pokrijte in odstranite z ognja; Pustite 2 minuti.

3. Enolončnico serviramo v plitvih skledicah. Potresemo z limonino lupinico in timijanom.

OCVRT PIŠČANEC Z INDIJSKIMI OREŠČKI IN PAPRIKO V SOLATNEM OVOJU

OD ZAČETKA DO KONCA: Pred 45 minutami: 4 do 6 obrokov

NAŠLI BOSTE DVE VRSTINA PRODAJNIH POLICAH KOKOSOVO OLJE - RAFINIRANO IN EKSTRA DEVIŠKO ALI NERAFINIRANO. KOT ŽE IME POVE, JE EKSTRA DEVIŠKO KOKOSOVO OLJE PRIDOBLJENO S PRVIM STISKANJEM SVEŽIH, SUROVIH KOKOSOVIH OREHOV. VEDNO JE BOLJŠA MOŽNOST, ČE JO KUHAMO NA SREDNJEM DO SREDNJEM OGNJU. RAFINIRANO KOKOSOVO OLJE IMA VIŠJO DIMNO TOČKO. ZATO GA UPORABLJAJTE SAMO PRI KUHANJU NA MOČNEM OGNJU.

- 1 žlica rafiniranega kokosovega olja
- 1½ do 2 funta piščančjih beder brez kosti in kože, narezanih na tanke trakove v velikosti grižljaja
- 3 rdeče, oranžne in/ali rumene paprike, brez pecljev, semen in narezane na grižljaj velike trakove
- 1 rdeča čebula, po dolžini prepolovljena in tanko narezana
- 1 čajna žlička drobno naribane pomarančne lupinice (rezerviramo)
- ½ skodelice svežega pomarančnega soka
- 1 žlica sveže sesekljanega ingverja
- 3 stroki česna, sesekljani
- 1 skodelica surovih, nesoljenih, praženih in sesekljanih indijskih oreščkov (glejte nasvet)
- ½ skodelice sesekljanega zelenega drobnjaka (4)
- 8 do 10 listov masla ali zelene solate

1. V voku ali veliki ponvi na močnem ognju segrejte kokosovo olje. Dodajte piščanca; zavremo in mešamo 2

minuti. dodajte papriko in čebulo; kuhajte in mešajte 2 do 3 minute ali dokler se zelenjava ne začne mehčati. Odstranite piščanca in zelenjavo iz voka. ohranjanje toplega

2. Vok obrišite s papirnato brisačo. V vok dajte pomarančni sok. Kuhajte približno 3 minute oziroma dokler sok ne povre in se nekoliko zreducira. Dodajte ingver in česen. Kuhajte in mešajte 1 minuto. V vok položite mešanico piščanca in popra. Dodajte pomarančno lupinico, indijske oreščke in drobnjak. Med mešanjem prepražimo na listih solate.

VIETNAMSKI PISCANEC Z LIMONSKO TRAVO IN KOKOSOM

OD ZACETKA DO KONCA: 30 minut pomeni: 4 porcije

TA HITRI KOKOSOV CURRYNA MIZI JE LAHKO V 30 MINUTAH OD TRENUTKA, KO ZACNETE OKUSATI, ZARADI CESAR JE IDEALEN OBROK ZA NAPOREN TEDEN.

- 1 žlica nerafiniranega kokosovega olja
- 4 stebla limonske trave (samo bledi deli)
- 1 3,2-unča pakiranja ostrigarskih gob, narezanih
- 1 velika čebula, narezana na tanke kolobarje, razpolovljena
- 1 svež jalapeno, brez semen in drobno sesekljan (glejte nasvet)
- 2 žlici sveže mletega ingverja
- 3 stroki česna, sesekljani
- 1½ funta piščančjih beder brez kosti in kože, tanko narezanih in narezanih na majhne koščke
- ½ skodelice navadnega kokosovega mleka (kot je Nature's Way)
- ½ skodelice piščančje kostne juhe (glej Recept) ali nesoljene piščančje juhe
- 1 žlica nesoljenega rdečega karija v prahu
- ½ čajne žličke črnega popra
- ½ skodelice sesekljanih svežih listov bazilike
- 2 žlici svežega limoninega soka
- Nesladkan nastrgan kokos (neobvezno)

1. V zelo veliki ponvi segrejte kokosovo olje na srednje močnem ognju. dodajte limonsko travo; zavremo in mešamo 1 minuto. Dodajte gobe, čebulo, jalapeno, ingver in česen; kuhajte in mešajte 2 minuti ali dokler

se čebula ne zmehča. Dodajte piščanca; kuhajte približno 3 minute ali dokler ni piščanec kuhan.

2. V majhni skledi zmešajte kokosovo mleko, juho iz piščančjih kosti, curry v prahu in črni poper. Dodajte piščančjo mešanico v ponev; Kuhajte 1 minuto oziroma dokler se tekočina rahlo ne zgosti. Odstranite s štedilnika; Dodamo svežo baziliko in limonin sok. Po želji porcije potresemo s kokosom.

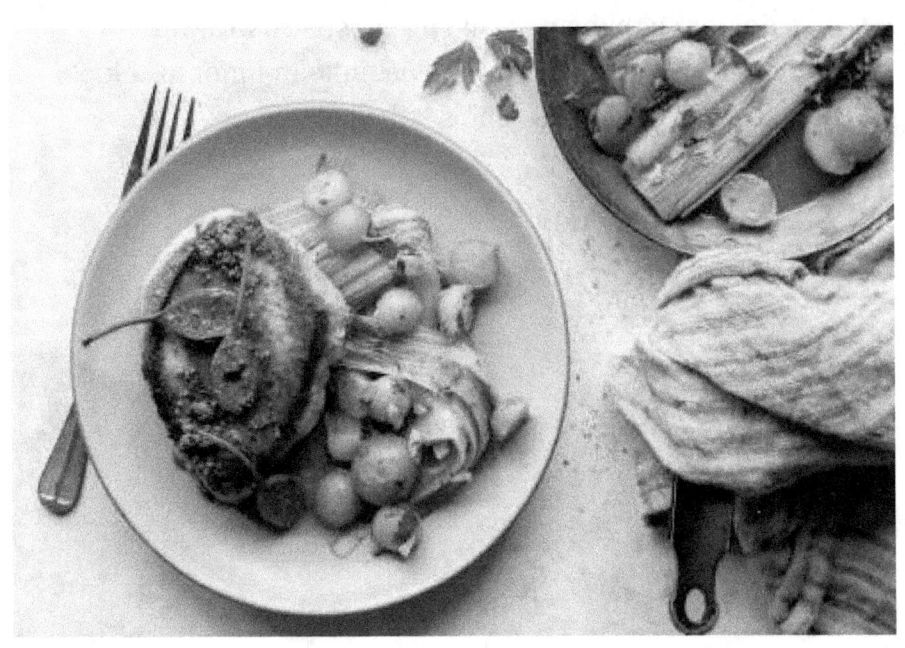

SOLATA ENDIVIJE Z JABOLKI IN PIŠČANCEM NA ŽARU

PRIPRAVA:30 minut na žaru: 12 minut Izkoristek: 4 porcije

ČE IMATE RADI BOLJ SLADKO JABOLKO,IZBERITE HONEYCRISP. ČE VAM JE VŠEČ JABOLČNA PITA, UPORABITE OMA SMITH ALI POSKUSITE MEŠANICO OBEH, DA JO URAVNOVESITE.

3 srednje velika jabolka Honeycrisp ali Granny Smith
4 čajne žličke ekstra deviškega oljčnega olja
½ skodelice drobno sesekljane šalotke
2 žlici sesekljanega svežega peteršilja
1 žlica začimb za perutnino
3 do 4 endivije, narezane na četrtine
1 kg mletih piščančjih ali puranjih prsi
⅓ skodelice sesekljanih praženih arašidov*
⅓ skodelice klasične francoske vinaigrette (glej<u>Recept</u>)

1. Jabolka prerežite na pol in jim odstranite sredico. Olupite in drobno narežite 1 jabolko. V srednji ponvi segrejte 1 čajno žličko oljčnega olja na srednje močnem ognju. Dodamo sesekljano jabolko in šalotko; kuhamo do mehkega. Dodamo peteršilj in začimbe za piščanca. Odstavimo, da se ohladi.

2. Medtem olupite in narežite preostali 2 jabolki. Odrezane strani jabolčnih rezin in endivije namažite s preostalim oljčnim oljem. V veliki skledi zmešajte piščanca in ohlajeno jabolčno mešanico. Razdelite na osem delov; Vsak del oblikujte v pleskavico premera 2 palca.

3. Za plinski žar ali žar na oglje položite piščančje polpete in rezine jabolk neposredno na rešetko za kuhanje na srednje močnem ognju. Pokrijte in pecite na žaru 10 minut, na polovici pečenja enkrat obrnite. Dodajte escarole, obrežite stranice. Pokrijte in pražite 2 do 4 minute ali dokler endivija rahlo ne zogleni, jabolka ne postanejo mehka in piščančje polpete pečene (165 °F).

4. Escarole narežite na velike kose. Escarole razdelite na štiri servirne krožnike. Na vrh položite piščančje polpete, rezine jabolk in lešnike. Prelijemo s klasičnim francoskim vinaigrette.

*Nasvet: Za pečenje lešnikov pečico segrejte na 350°F. Orehe v eni plasti razporedimo po plitkem pekaču. Pecite 8 do 10 minut ali dokler rahlo ne porjavi, enkrat premešajte, da se enakomerno zapeče. Pustite, da se orehi malo ohladijo. Vroče oreščke položite na čisto kuhinjsko krpo. Zdrgnite z brisačo, da odstranite ohlapno kožo.

TOSKANSKA PISCANCJA JUHA Z ZELJNIMI TRAKOVI

PRIPRAVA: Kuhajte 15 minut: za 20 minut: 4 do 6 obrokov

ŽLICO PESTA- BAZILIKA ALI RUKOLA PO VAŠI IZBIRI: DODA ODLIČEN OKUS TEJ KREPKI JUHI, ZAČINJENI Z ZAČIMBAMI ZA PERUTNINO BREZ SOLI. ČE ŽELITE, DA LISTI OHROVTA OSTANEJO SVETLO ZELENI IN ČIM BOLJ HRANLJIVI, JIH KUHAJTE, DOKLER NE OVENEJO.

1 kilogram mletega piščanca
2 žlici začimb za perutnino brez dodane soli
1 čajna žlička drobno sesekljane limonine lupinice
1 žlica oljčnega olja
1 skodelica sesekljane čebule
½ skodelice sesekljanega korenja
1 skodelica sesekljane zelene
4 stroke česna, narezane na rezine
4 skodelice piščančje kostne juhe (glej_Recept_) ali nesoljene piščančje juhe
1 14,5-unčna pločevinka nesoljenih, nerazrezanih, na ognju praženih paradižnikov
1 šopek lacinato (toskanskega) zelja, ki mu odstranimo stebla, narežemo na trakove
2 žlici svežega limoninega soka
1 čajna žlička sveže sesekljanega timijana
Pesto iz bazilike ali rukole (glej_recept_)

1. V srednji skledi zmešajte mletega piščanca, začimbe za perutnino in limonino lupinico. Dobro premešamo.

2. V nizozemski pečici segrejte oljčno olje na srednje močnem ognju. Dodajte piščančjo mešanico, čebulo, korenje in zeleno; Kuhajte 5-8 minut ali dokler piščanec ni več rožnat, mešajte z leseno žlico, da razdrobite meso in dodajte rezine česna v zadnji minuti kuhanja. Dodajte juho iz piščančjih kosti in paradižnik. zavrite; Zmanjšuje toploto. Pokrijte in na majhnem ognju kuhajte 15 minut. Dodamo ohrovt, limonin sok in timijan. Kuhajte brez pokrova približno 5 minut oziroma dokler se zelje ne zmehča.

3. Za serviranje juho nalijte v sklede in prelijte s pestom iz bazilike ali rukole.

PIŠČANČJA MAŠČOBA

PRIPRAVA:Kuhajte 15 minut: ohladite 8 minut: pripravite 20 minut: 4 porcije

TA RAZLIČICA PRILJUBLJENE TAJSKE JEDI.PIŠČANCA IN MOČNO ZAČINJENE MLETE ZELENJAVE, POSTREŽENE NA LISTIH ZELENE SOLATE, JE NEVERJETNO LAHKA IN AROMATIČNA BREZ DODANEGA SLADKORJA, SOLI ALI RIBJE OMAKE (KI VSEBUJE ZELO VELIKO NATRIJA), KI JE TRADICIONALNO NA SEZNAMU SESTAVIN. S ČESNOM, TAJSKO PEKOČO PAPRIKO, LIMONINO TRAVO, LIMETINO LUPINO, LIMETINIM SOKOM, METO IN KORIANDROM NE BOSTE ZGREŠILI.

- 1 žlica rafiniranega kokosovega olja
- 2 kg mletega piščanca (95% pustega ali mletih prsi)
- 8 unč gob, drobno sesekljanih
- 1 skodelica drobno sesekljane rdeče čebule
- 1 do 2 tajski čili papriki, brez semen in drobno narezani (glejte nasvet)
- 2 žlici mletega česna
- 2 žlici drobno sesekljane limonske trave*
- ¼ čajne žličke mletih nageljnovih žbic
- ¼ čajne žličke črnega popra
- 1 žlica drobno naribane limetine lupinice
- ½ skodelice svežega limoninega soka
- ⅓ skodelice dobro zavitih listov sveže mete, sesekljanih
- ⅓ skodelice tesno pakiranega svežega cilantra, sesekljanega
- 1 glava solate ledenke, narezana na liste

1. V zelo veliki ponvi segrejte kokosovo olje na srednje močnem ognju. Dodajte mletega piščanca, gobe, čebulo, čili, česen, limonsko travo, nageljnove žbice in črni poper. Kuhajte 8 do 10 minut ali dokler ni piščanec kuhan, pri tem pa mešajte z leseno žlico, da se meso med kuhanjem razdrobi. Po potrebi odcedite. Piščančjo zmes dajte v zelo veliko skledo. Pustite, da se ohladi približno 20 minut ali dokler ni nekoliko toplejša od sobne temperature, občasno premešajte.

2. Piščančji mešanici dodajte limonino lupinico, limonin sok, meto in koriander. Postrezite na listih zelene solate.

* Nasvet: Za pripravo limonske trave potrebujete zelo oster nož. Odrežite olesenelo steblo z dna stebla in žilave zelene liste z vrha rastline. Odstranite dve trdi zunanji plasti. Morali bi imeti kos limonske trave, ki je dolg približno 6 centimetrov in je svetlo rumene barve. Steblo vodoravno prepolovite, nato pa vsako polovico še enkrat prepolovite. Vsako četrtino stebla zelo drobno narežite.

PISCANCJI BURGER Z OMAKO IZ INDIJSKIH ORESCKOV SZECHWAN

PRIPRAVA: 30 minut kuhanja: 5 minut pečenja na žaru: 14 minut kuhanja: 4 porcije

ČILIJEVO OLJE, PRIDOBLJENO S SEGREVANJEMOLJČNO OLJE Z MLETO RDEČO PAPRIKO LAHKO UPORABIMO TUDI DRUGAČE. UPORABITE GA ZA DUŠENJE SVEŽE ZELENJAVE ALI PA GA PRED DUŠENJEM ZMEŠAJTE Z MALO ČILIJEVEGA OLJA.

- 2 žlici oljčnega olja
- ¼ čajne žličke mlete rdeče paprike
- 2 skodelici surovih, praženih indijskih oreščkov (glejte nasvet)
- ¼ skodelice olivnega olja
- ½ skodelice naribanih bučk
- ¼ skodelice drobno sesekljanega drobnjaka
- 2 stroka česna, sesekljana
- 2 žlički drobno sesekljane limonine lupine
- 2 žlički sveže naribanega ingverja
- 1 kg mletih piščančjih ali puranjih prsi

SZECHWAN OMAKA IZ INDIJSKIH ORESCKOV
- 1 žlica oljčnega olja
- 2 žlici drobno sesekljane zelene čebule
- 1 žlica sveže naribanega ingverja
- 1 čajna žlička petih kitajskih začimb v prahu
- 1 čajna žlička svežega limoninega soka
- 4 listi zelene solate ali maslene solate

1. Za čilijevo olje v majhni ponvi zmešajte oljčno olje in zdrobljeno rdečo papriko. Na majhnem ognju segrevajte 5 minut. Odstranite s štedilnika; pustite, da se ohladi.

2. Za maslo iz indijskih oreščkov dajte indijske oreščke in 1 žlico oljčnega olja v mešalnik. Pokrijte in stepajte, po potrebi strgajte po straneh in vsakemu dodajte 1 žlico oljčnega olja, dokler ne porabite vsega ¼ skodelice in maslo postane zelo gladko. dati na stran.

3. V veliki skledi zmešajte bučke, zeleni čaj, česen, limonino lupinico in 2 čajni žlički ingverja. Dodajte mletega piščanca; Dobro premešamo. Piščančjo zmes oblikujte v štiri pol palca debele polpete.

4. Za žar na oglje ali plin položite burgerje neposredno na pomaščen žar na srednje močan ogenj. Pokrijte in pecite na žaru 14 do 16 minut ali dokler ni končano (165 °F). Na polovici kuhanja enkrat obrnite.

5. Medtem za omako v majhni ponvi na srednje močnem ognju segrejte oljčno olje. Dodajte drobnjak in 1 žlico ingverja; Kuhajte na srednje močnem ognju 2 minuti oziroma dokler se drobnjak ne zmehča. Dodajte 1/2 skodelice masla iz indijskih oreščkov (ostanke masla iz indijskih oreščkov hranite v hladilniku do 1 tedna), čilijevo olje, limonin sok in pet začimb v prahu. Kuhamo še 2 minuti. Odstranite s štedilnika.

6. Palačinke postrezite na listih zelene solate. Pokapljamo z omako.

TURŠKI PIŠČANČJI ZAVITKI

PRIPRAVA:Stojte 25 minut: 15 minut Kuhanje: 8 minut
Izkoristek: 4 do 6 obrokov

"BAHARAT" PREPROSTO POMENI "ZAČIMBA" V ARABŠČINI.UNIVERZALNA ZAČIMBA V KUHINJI BLIŽNJEGA VZHODA SE OBIČAJNO UPORABLJA KOT ZAČIMBA ZA RIBE, PERUTNINO IN MESO ALI PA SE ZMEŠA Z OLJČNIM OLJEM IN UPORABLJA KOT ZELENJAVNA MARINADA. KOMBINACIJA SLADKIH IN TOPLIH ZAČIMB, KOT SO CIMET, KUMINA, KORIANDER, NAGELJNOVE ŽBICE IN PAPRIKA, JO NAREDI ŠE POSEBEJ OKUSNO. DODATEK POSUŠENE METE JE TURŠKI PRIDIH.

- ⅓ skodelice posušenih nežveplanih marelic
- ⅓ skodelice dušenih suhih fig
- 1 žlica nerafiniranega kokosovega olja
- 1½ kg mletih piščančjih prsi
- 3 skodelice sesekljanega pora (samo beli in svetlo zeleni deli) (3)
- ⅔ srednje velika zelena in/ali rdeča paprika, narezana na tanke rezine
- 2 žlici začimbe Baharat (glejRecept, nižje)
- 2 stroka česna, sesekljana
- 1 skodelica na kocke narezanega paradižnika s semeni (2 srednja)
- 1 skodelica na kocke narezanih kumar s semeni (½ srednje)
- ½ skodelice sesekljanih, oluščenih, nesoljenih, praženih pistacij (glejtenasvet)
- ¼ skodelice sesekljane sveže mete

¼ skodelice sesekljanega svežega peteršilja

8 do 12 velikih listov masla ali zelene solate

1. V manjšo skledo dajte marelice in fige. Dodajte ⅔ skodelice vrele vode; Pustite 15 minut. Odcedite in prihranite 1/2 skodelice tekočine.

2. V zelo veliki ponvi segrejte kokosovo olje na srednje močnem ognju. Dodajte mletega piščanca; Kuhajte 3 minute in mešajte z leseno žlico, da meso med kuhanjem razpade. Dodajte por, papriko, baharat začimbe in česen; kuhajte in mešajte približno 3 minute ali dokler piščanec ni kuhan in poper ni mehak. Dodajte marelice, fige, prihranjeno tekočino, paradižnik in kumare. Kuhajte in mešajte približno 2 minuti ali dokler se paradižniki in kumare ne začnejo razpadati. Dodajte pistacije, meto in peteršilj.

3. Piščanca in zelenjavo postrežemo na listih solate.

Začimbe: V manjši skledici zmešajte 2 žlici paprike; 1 žlica črnega popra; 2 žlički suhe mete, drobno sesekljane; 2 čajni žlički mlete kumine; 2 čajni žlički mletega koriandra; 2 čajni žlički mletega cimeta; 2 čajni žlički mletih nageljnovih žbic; 1 čajna žlička mletega muškatnega oreščka; in 1 čajna žlička mletega kardamoma. Hraniti v tesno zaprti posodi pri sobni temperaturi. Naredi približno pol skodelice.

ŠPANSKE KOKOŠI CORNISH

PRIPRAVA:Pečemo 10 minut: Pečemo 30 minut: Naredimo 6 minut: 2 do 3 porcije

TA RECEPT NE BI MOGEL BITI LAŽJI.- IN REZULTATI SO NARAVNOST OSUPLJIVI. VELIKO PREKAJENE PAPRIKE, ČESNA IN LIMONE DAJE TEM PTICAM ODLIČEN OKUS.

2 piščanca Cornish po 1½ kg, odmrznjena, če sta zamrznjena

1 žlica oljčnega olja

6 strokov česna, sesekljanih

2 do 3 žlice prekajene paprike

¼ do ½ čajne žličke kajenskega popra (neobvezno)

2 limoni, narezani na četrtine

2 žlici svežega peteršilja (neobvezno)

1. Pečico segrejte na 375°F. Za razklavanje divjih piščancev s kuhinjskimi škarjami ali ostrim nožem zarežite vzdolž obeh strani ozke hrbtenice. Butterfly odpre ptico in preže piščanca na pol skozi prsnico. Odstranite zadnje četrti tako, da odrežete kožo in meso ter ločite prsna stegna. Ohrani krilo in oprsje nedotaknjeno. Kose kokoši Cornish natrite z olivnim oljem. Potresemo sesekljan česen.

2. Kose piščanca položite s kožo navzgor na zelo velik pekač. Potresemo s prekajeno papriko in kajenskim poprom. Četrtine limone stisnite čez piščanca; V ponev položite četrtine limone. Kose gosje kože v ponvi obrnemo na

glavo. Pokrijte in pecite 30 minut. Pekač vzamemo iz pečice.

3. Segrejte rešetke. Kose zvijte s kleščami. Postavite rešetko za pečico. Pecite na žaru 4 do 5 centimetrov od vročine 6 do 8 minut, dokler koža ne porjavi in je piščanec pečen (175 °F). Pokapljajte s sokom ponve. Po želji potresemo s peteršiljem.

solate Postrezite takoj.

www.ingramcontent.com/pod-product-compliance
Lightning Source LLC
Chambersburg PA
CBHW071909110526
44591CB00011B/1611